Petra Kotthoff

Gentle Yoga

sanft, vorbeugend und alterslos

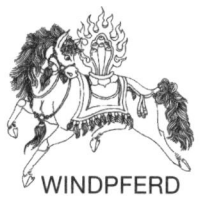

WINDPFERD

Wichtiger Hinweis

Die in diesem Buch beschriebenen Methoden sollen ärztlichen Rat und medizinische Behandlung nicht ersetzen. Die in diesem Buch vorgestellten Informationen sind sorgfältig recherchiert und wurden nach bestem Wissen und Gewissen vorgestellt. Dennoch übernehmen Autor und Verlag keinerlei Haftung für Schäden irgendwelcher Art, die direkt oder indirekt aus der Anwendung oder Verwendung der Angaben in diesem Buch entstehen. Sämtliche Informationen in diesem Buch sind für Interessierte zur Weiterbildung gedacht.

1. Auflage 2015
© 2015 Windpferd Verlagsgesellschaft mbH, Oberstdorf
Alle Rechte vorbehalten
Umschlaggestaltung: Jennifer Jünemann | www.bitdifferent.de
Illustrationen im Innenteil: Jennifer Jünemann
Lektorat: Lucia Rojas
Satz und Layout: Marx Grafik & ArtWork
Gesetzt aus der Calibri
Druck: PHOENIX PRINT GmbH

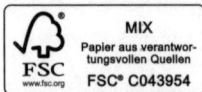

Printed in Germany
ISBN 978-3-86410-107-6
www.windpferd.de

Inhalt

Einleitung	9
Erkenntnisse aus der Neurowissenschaft	10
Wie unser Geist funktioniert	11
Was wirklich zählt im Leben	13
Yoga im Alltag	13
Aufbau des Buches	15
Yoga im Alter – Wie sich unser Körper verändert	17
Knochen, Muskeln und Gelenke	17
Herz und Kreislauf	17
Stoffwechsel	18
Gehirn	18
Atmung	18
Schlafrhythmus	19
Sorgen und Ängste	19
Anatomie – Was uns zusammenhält	20
So üben Sie richtig	20
Der Bewegungsapparat – immer zu Diensten	22
Einleitung	22
Wirbelsäule und Rücken –	
Wie Sie mit einem schönen Rücken entzücken	22
Der Rücken – Sprachrohr unserer Seele	22
Bewusstheitsübung	23
Die Wirbelsäule – unser tragendes Element	23
Oberflächlich und tief – Wir brauchen beides	24
Von der Sesshaftigkeit zur Sesselhaftigkeit	25
Wirbelsäule und Rücken – So bleiben sie gesund	27
Übungssequenz Wirbelsäule	28
Übungen im Alltag	32
Becken und Hüften – Gesunde Hüften schwingen besser	33
Der Sitz von Urvertrauen und Durchsetzungskraft	33
Bewusstheitsübung	33
Die Aufrichtung des Beckens – vom Vierfüßler zum Zweibeiner	34
Muskeln für Stabilität und Beweglichkeit	35
Das ausgekippte Becken	35
Das aufgerichtete Becken	37
Übungssequenz Becken und Hüfte	38
Übungen im Alltag	41

Schultern – So bleiben Sie stark und beweglich	41
Die Last auf den Schultern	41
Bewusstheitsübung	42
Der Gürtel für die Kraftübertragung	42
So bleibt alles an Ort und Stelle	43
Rundrücken und Co.	43
Zentrierung und Bewegungskoordination als Schlüsselfaktoren	44
Übungssequenz Schultern	45
Übungen im Alltag	48
Nacken und Hals – Machen Sie's den Schwänen nach	48
Der Druck im Nacken	48
Bewusstheitsübung	49
Die Engstelle zwischen Kopf und Rumpf	49
Bewegungsfreiheit in alle Richtungen	50
Wenn die Haltung verloren geht	50
Der lange Nacken	51
Übungssequenz Nacken und Hals	52
Übungen im Alltag	54
Arme und Hände – gut vorbereitet auch für schwere Lasten	55
Von Macht und Arbeit	55
Bewusstheitsübung	55
Von den Vorderbeinen zum Greifwerkzeug	56
Strecken und beugen ohne Ende	57
Wenn der Arm den Befehl verweigert	57
Am Anfang war die Spirale	58
Übungssequenz Arme und Hände	59
Übungen im Alltag	63
Knie – Lassen Sie sich nicht länger beugen	64
Was uns ein Kniefall zu sagen hat	64
Bewusstheitsübung	64
Das Gelenk zwischen Ober- und Unterschenkel	64
Masse mit Klasse	65
Wieso es zum Verschleiß kommt	66
Auf die Hüfte und die Füße kommt es an	68
Übungssequenz Knie	69
Übungen im Alltag	73
Die Füße – Bleiben Sie standhaft	73
Eine glückliche Lebensreise zu Fuß	73
Bewusstheitsübung	74
Ein Viertel aller Knochen	74
Viele Muskeln gut koordiniert	76
Schuhe schützen nicht nur	76
Mit Gewölbe geht's sich leichter	78
Übungssequenz Füße	79
Übungen im Alltag	82

Die Organe – mehr als eine Nabelschau	**82**
Einleitung	82
Das Herz – Motor für ein langes Leben	83
Das Herz am rechten Fleck	83
Bewusstheitsübung	84
Keine Ruhe fürs Herz	84
Übungssequenz Herz	86
Leber und Gallenblase –	
mit regelmäßiger Entgiftung zu mehr Energie	90
Die Leber und die Laus	90
Bewusstheitsübung	90
Entgiftung und Stoffwechsel den lieben langen Tag	91
Übungssequenz Leber und Galle	93
Milz – Daher kommt der Spleen	96
Die Milz und das Pils	96
Bewusstheitsübung	97
Immunsystem auf Hochtouren	97
Übungssequenz Milz	99
Nieren und Blase – Sammeln Sie keine Steine	103
Wenn es an die Nieren geht	103
Bewusstheitsübung	103
Die vielfältigen Aufgaben der Multitalente	104
Übungssequenz Nieren und Blase	106
Magen und Darm – Lassen Sie sich nicht reizen	110
Lieber der Schmetterling im Bauch als der Stein im Magen	110
Bewusstheitsübung	111
Der lange Weg nach draußen	111
Übungssequenz Magen und Darm	115
Pranayama	**123**
Einleitung	123
Wenn der Atem stockt	**124**
Bewusstheitsübung	125
Unser Atem – mehr als nur Luft	**125**
Was den Atem bewegt	**126**
Atmen – richtig und falsch	**127**
Atemübungen	**130**
Meditation	**135**
Einleitung	135
Die geistigen Voraussetzungen	**136**
Die Praxis	**137**

Yogaphilosophie	143
Einleitung	143
Das Yoga Sutra des Patanjali	144
Ethische Verhaltensregeln (Yama)	145
Gewaltlosigkeit (Ahimsa)	146
Wahrhaftigkeit (Satya)	146
Nicht stehlen (Asteya)	146
Göttlicher Lebenswandel (Brahmacharya)	147
Anspruchslosigkeit (Aparigraha)	147
Verhaltensregeln der Selbstdisziplin (Niyama)	148
Reinigung (Saucha)	148
Zufriedenheit (Santosha)	148
Selbstdisziplin (Tapas)	149
Selbststudium (Svadhyaya)	149
Hingabe zum Göttlichen (Ishvara Pranidhana)	150
Ergänzendes zum achtgliedrigen Yogapfad	150
Petra Kotthoff	153
Danksagung	153
Anatomische Zeichnungen	154
Übungsverzeichnis	156
Literatur	158

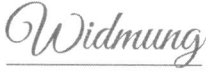

Widmung

Für Janin, Simone und Susanne

Einleitung

Yoga boomt! Oder wie heißt es so schön: Yoga ist in der Mitte der Gesellschaft angekommen. Yogastudios sprießen aus dem Boden und das Angebot der verschiedenen Yogastile – von Prana Flow über Bikram bis zu Aerial Yoga – ist mittlerweile völlig unübersichtlich geworden. Warum also ein weiteres Yogabuch? Trotz aller Popularität praktizieren laut aktueller Umfragen nur rund 3,3 Prozent der deutschen Bevölkerung regelmäßig Yoga. Das sind 2,6 Millionen Menschen, die sich vom Yoga hauptsächlich mehr körperliches und geistiges Wohlbefinden erhoffen. Der überwiegende Teil der Deutschen ist anscheinend immer noch der Meinung, dass Yoga ein besonderes Maß an Gelenkigkeit voraussetzt. Sie glauben, dass die im Yoga praktizierten Körperübungen weder für jeden geeignet sind – schon gar nicht für ältere Menschen –, noch irgendeinen Nutzen für den Alltag bringen.

Dabei ist Yoga genau das: eine sehr konkrete Anleitung für eine Lebensweise, die Ihre Gesundheit langfristig erhält und Ihrem Leben einen tieferen Sinn gibt. Wie auch Sie von dieser uralten Lehre profitieren können, erfahren Sie in diesem Buch.

Als Yogalehrerin richte ich mich mit meinem Unterricht vor allem an Menschen, die einen sanften Yogastil bevorzugen, sei es, weil sie bereits im fortgeschrittenen Alter sind, nach einer Pause wieder einsteigen möchten oder einfach grundsätzlich eine eher behutsame, aber dennoch wirksame Yogapraxis – eben Gentle Yoga – bevorzugen. Auf der Suche nach Impulsen für eine kreative Unterrichtsgestaltung fiel mir auf, dass es nur wenig Literatur gibt, die sich an die Zielgruppe der über 50-Jährigen wendet oder überhaupt an Menschen, die einen eher schonenden Stil bevorzugen. Ich entschloss mich, diese Lücke zu schließen.

Deshalb entwickelte ich für das vorliegende Buch ein Konzept, das nicht nur meinen Vorstellungen von einem zeitgemäßen, sanften Yogastil gerecht wird, sondern darüber hinaus meine Leser und Schüler anleitet, ihre Erfahrungen aus der Yogapraxis in den eigenen Alltag zu integrieren, um somit größtmöglichen Nutzen daraus zu ziehen. Mir liegt dabei vor allem die Berücksichtigung anatomischer Ausrichtungsprinzipien am Herzen. Wenn diese im Alltag umgesetzt werden, können sie dabei helfen, Degenerationserscheinungen am Bewegungsapparat zu verhindern oder sie zumindest herauszuzögern.

Durch meine Tätigkeit als Yogatherapeutin wurde mir sehr bewusst, wie heilsam Yoga bei der Behandlung sowohl orthopädischer als auch organischer Erkrankungen sein kann. Ich erlebe den Yoga darüber hinaus auch als äußerst wirksames Instrument, diese Krankheiten erst gar nicht entstehen zu lassen bzw. deren Verlauf aufzuhalten. Denn: Mit zunehmendem Alter wird Prävention immer wichtiger, da nicht nur Kraft und Flexibilität nachlassen, sondern sich unter anderem auch der Gleichgewichtssinn verschlechtert. Darüber hinaus begünstigt eine schlechte Haltung Verschleißerscheinungen, deren Auswirkungen sich mit den Jahren potenzieren. Es geht also nicht darum, ein- oder zweimal in der Woche möglichst komplizierte Körperstellungen zu erlernen, die im Yoga „Asanas" genannt werden, sondern vor allem darum, dass Sie ein Gespür für die korrekte Ausrichtung Ihres Körpers entwickeln. Ziel dieses Buches ist es daher auch, das, was Sie in Ihrer Yogapraxis auf der Matte gelernt haben, im Alltag anzuwenden: bei den vielen Arbeiten, die Sie täglich verrichten, sowie beim Sitzen, Gehen oder Laufen.

Sie werden sehen! Eine regelmäßig – das heißt mindestens zwei- bis dreimal pro Woche – durchgeführte Yogapraxis richtet nicht nur das Skelett neu aus und kräftigt die Skelettmuskulatur, sondern führt ebenfalls zu einer Harmonisierung der inneren Organe und der Hormondrüsen. Darüber hinaus entwickeln Sie durch das Einlassen auf und die Auseinandersetzung mit dem Körper zunehmend ein feineres Körperbewusstsein. Dadurch können Krankheitssymptome früher erkannt und besser behandelt werden.

Erkenntnisse aus der Neurowissenschaft

Die umfassende Wirkung von Yoga und Meditation auf Körper und Geist wird in letzter Zeit auch immer häufiger von Neurologen bestätigt. Forschungen zeigen, dass regelmäßige Meditation die Aufmerksamkeit und die Konzentration verbessert und zu einer positiven Veränderung der Hirnphysiologie führt. Die unmittelbare Erfahrung des eigenen Körpers – zum Beispiel während der körperlichen Yogapraxis – entfaltet im Gehirn dieselbe Wirkung wie Meditation, das heißt, sie hat dieselben positiven Einflüssen auf unser Denken und Handeln. Erreicht wird diese meditative Wirkung im Yoga durch eine bewusste Atemlenkung. Diese stellt das Bindeglied zwischen Körper und Geist dar und folgt dabei der Erkenntnis, dass ein ruhiger, gleichmäßiger Atem die Verstandesaktivität verlangsamt und so den Rückzug in den Körper begünstigt. Gezielte Atemübungen, die als Pranayama bezeichnet und in Verbindung mit den Yogahaltungen praktiziert werden, vertiefen diese Erfahrung. Sie dienen darüber hinaus der Verbesserung der Lungenkapazität, die im Alter häufig nachlässt.

Wie unser Geist funktioniert

Viele Yogapraktizierende entwickeln mit der Zeit das Bedürfnis, sich auch mit der Philosophie zu beschäftigen, auf der Yoga im ursprünglichen Sinne basiert. Yoga war anfangs eine spirituelle Disziplin, die umfassende Antworten auf die grundsätzlichen Fragen des Lebens gab: Woher kommen wir? Wohin gehen wir? Wie leben wir als Menschen ein sinnerfülltes Leben? Was ist unsere wahre Bestimmung?

Da auch heute noch der Wunsch besteht, auf diese Fragen eine befriedigende und sinngebende Antwort zu finden, werfen wir einen Blick in einen der wichtigsten philosophischen Grundlagentexte des Yoga: „Das Yoga Sutra des Patanjali". Sein Verfasser Patanjali lieferte mit diesem Sutra erstmals eine präzise Darstellung der Funktionsweise des menschlichen Geistes. In vier Kapiteln beschreibt er, warum wir bedingt durch eben diese Funktionsweise immer wieder leiden und wie wir mit Hilfe des Yoga aus dem Kreislauf des Leidens aussteigen können.

Ausgerechnet das, was die Menschen im Abendland am Menschsein besonders schätzen, nämlich ihren Verstand („Ich denke, also bin ich!"), wird im Yoga und anderen spirituellen Traditionen wie dem Buddhismus als Hauptverursacher des menschlichen Leids betrachtet. Denn der Geist reagiert unmittelbar auf jeden äußeren Reiz und kommentiert ihn meistens aus einer Konditionierung oder alten Erfahrung heraus. Um logische Problemstellungen zu bearbeiten, wie zum Beispiel Mathematikaufgaben zu lösen oder ein Angebot für einen Kunden zu schreiben, ist unser Verstand ein vorzügliches Instrument. Ansonsten jedoch folgt er seinen Konditionierungen und gibt zu allem und jedem Kommentare ab, die seinen Besitzer glauben machen sollen, dass er und sein Verstand identisch seien, nämlich dieses „Ich", mit dem wir uns alle identifizieren.

Um also über dieses „Ich" hinaus und zu der Erkenntnis eines höheren Selbst zu gelangen, ist es erforderlich, den Geist zur Ruhe zu bringen. Um dies zu erreichen, standen bei Patanjali nicht die zahlreichen Asanas im Vordergrund, die wir heute im Rahmen einer Yogastunde hauptsächlich praktizieren, sondern er legte sein Hauptaugenmerk auf die Meditation. Für ihn waren die wichtigsten Asanas der Lotussitz, Padmasana, und seine Abwandlungen. Padmasana galt als die beste Position, um in der Meditation die Aktivitäten des Geistes zu erkennen und zu beruhigen. Viel später erst findet man in yogischen Texten konkrete Anleitungen für weitere Asanas.

Die Yogameister der frühen Zeit hatten erkannt, dass die Beeinflussung des Geistes sehr gut über den Körper und die Atmung erreicht werden kann, und zwar indem die Yogahaltungen mit dem Atem koordiniert werden. Wenn ich mich ganz auf meinen Körper konzentriere und dabei gleichzeitig tief und ruhig atme, folgt der Geist von alleine: Er beruhigt sich. Gezielte Atemübungen (Pranayama) vertiefen diesen Prozess. Körper und Geist werden also über die gelenkte Atmung „ins Geschirr" genommen – das ist eine der Bedeutungen des Wortes Yoga –, um den Geist zu disziplinieren.

Grundsätzlich gehören alle modernen Yogarichtungen – abgesehen von Kundalini Yoga nach Yogi Bhajan – zum Hatha Yoga, dessen allgemeine Ausrichtung sich an Patanjalis Yoga Sutra orientiert.

Nicht jeder mag sich das Ziel der Selbstverwirklichung auf die Fahne schreiben, aber ein durch die Yogatechniken disziplinierter Geist kann im Alltag eine ganze Menge bewirken: Wer zum Beispiel in seiner Arbeit mit verspannten Schultern, Rückenschmerzen und zu viel Stress zu kämpfen hat und sich darüber hinaus von seinem Kollegen noch eine unpassende Bemerkung anhören muss, explodiert vielleicht schnell vor lauter Wut. Wenn dann aber gezielt der Atem eingesetzt wird, kann sich die Wut transformieren, indem sie buchstäblich „abgeatmet" wird. Vermutlich wird damit zwar noch keine Selbstverwirklichung erreicht, aber der Kollege erhält zumindest eine respektvolle Entgegnung.

Ganz abgesehen davon, hat ein ruhiger Geist viele positive Einflüsse auf das Gesamtsystem Mensch: Der Blutdruck wird ausgeglichen, das Nervensystem regeneriert sich und der Körper wird nicht unnötig mit Stresshormonen überschüttet. Zu den weiteren positive Begleiterscheinung zählt die Verbesserung der sozialen Beziehungen, denn mit einem geistig ausgeglichenen, besonnenen Menschen lässt sich ein angenehmerer und leichterer Umgang pflegen als mit einem Choleriker oder einem Unruhegeist.

Was wirklich zählt im Leben

Mit den Jahren scheint sich das Leben förmlich zu verflüchtigen. Wurden in der Schulzeit die Sommerferien als halbe Ewigkeit erlebt, vergehen die Tage, Wochen und Monate mit den Jahren immer schneller. Zwangsläufig stellen sich viele Menschen irgendwann existenzielle Fragen: Ob die eigene Biografie die richtige ist? Ob es sich wirklich gelohnt hat, für „mein Haus", „mein Boot", „mein Schaukelpferd" die Gesundheit aufs Spiel zu setzen? Ob das Leben nicht mehr ist als die Anhäufung vergänglicher materieller Werte und die Suche nach dem Traumprinzen bzw. der Traumprinzessin?

Was macht wirklich glücklich? Oder anders formuliert: Wann kann ein (ganzes) Leben als erfolgreich definiert werden? Die richtige Antwort lautet hier wohl kaum: „Ich habe es zum Direktor der städtischen Badeanstalt gebracht!" Und was ist, wenn die berufliche Karriere nicht stattgefunden hat? Wie wichtig wäre es für mich oder hätte es mich zu einem anderen, besseren Menschen gemacht, Leiter der städtischen Badeanstalt zu sein? Und was ist, wenn ich mein berufliches Ziel zwar erreicht habe, es mich im tiefsten Herzen aber nicht wirklich befriedigt hat? Wer bin ich dann? Was hätte ich meinem eigenen Wesen entsprechend gebraucht, um glücklich zu werden? Spätestens jetzt sind wir nicht mehr so weit von einer Selbsterkenntnis entfernt. Denn wenn wir uns nicht mehr mit unseren Rollen und äußeren Erfolgen identifizieren, dann bleibt die Frage nach unserem Wesenskern und nach dem tieferen Sinn unserer Existenz. Und schon sind wir wieder bei Patanjali!

Yoga, als ganzheitliches und umfassendes System mit seinen körperlichen als auch spirituellen und ethischen Aspekten kann im Alltag überaus nützlich sein und Sie darin unterstützen, Antworten auf die wichtigen Fragen des Lebens zu finden, und Sie zu einer tiefen inneren Zufriedenheit zu führen.

Yoga im Alltag

Gehen wir nun wieder einen Schritt zurück, lassen die Sinnfrage erst einmal hinter uns und kommen zum praktischen Teil, den Körperübungen, die sich am leichtesten in den Alltag integrieren lassen und deren positive Auswirkungen am ehesten spürbar sind. Im Kapitel Yogaphilosophie greifen wir die Frage nach dem Sinn des Lebens im Kontext des Yoga wieder auf.

Wer Rückenbeschwerden, einen verspannten Nacken oder steife Hüften hat, erfährt bei regelmäßiger Yogapraxis nicht nur eine – mitunter sogar erstaunlich schnelle – Verbesserung seiner Beschwerden, sondern kann diesen durch eine präzise körperliche Ausrichtung im Alltag gezielt entgegenwirken. Die anatomisch korrekte Ausführung der Asanas ist eine wesentliche Voraussetzung, um Verletzungen zu verhindern, die beim Yoga entstehen können, wenn die Übungen über einen längeren Zeitraum nicht korrekt ausgeführt werden. Richtig ausgerichtet helfen Ihnen dagegen die Asanas, Verspannungen aufzulösen und Haltungsfehler zu vermeiden.

Um die Ausrichtungsprinzipien richtig umsetzen zu können, ist es für die Ausführung der Übung hilfreich, wenn Sie anatomische Grundkenntnisse besitzen, weil Sie dann verstehen, wann und warum eine Haltung präzise ausgeführt ist. Deshalb werde ich die anatomischen Strukturen der einzelnen Körperbereiche kurz darstellen. Selbst wenn jeder seine individuellen Voraussetzungen in die Yogapraxis mitbringt, gibt es dennoch einen anatomischen Grundbauplan, den wir uns bewusst machen sollten.

Je größer unser Wissen um unseren Körper ist, umso leichter können wir auch wieder die Selbstverantwortung für ihn und damit für unsere Gesundheit übernehmen. Nicht umsonst sagt ein altes Sprichwort: „Vorbeugen ist besser als Heilen!" Mit Yoga haben wir ein wirksames Instrument in der Hand, um diesem Spruch gerecht zu werden und um uns optimal um uns selbst zu kümmern.

Was den Körper betrifft, ist die Wirbelsäule im Yoga der Dreh- und Angelpunkt. Ausgehend von der ursprünglichen Intention des Yoga, die Sitzhaltung in der Meditation problemlos über längere Zeit halten zu können, wurden Asanas entwickelt, die die Flexibilität der Wirbelsäule erhalten bzw. verbessern können. Yogameister im frühen Indien gingen davon aus, dass der Lotussitz ideal für die Meditation geeignet ist, weil er – ausgeführt mit einem kerzengerade aufgerichteten Rücken – hilft, den Geist wachzuhalten und nicht einzuschlafen.

Die Voraussetzung für das schmerzfreie Halten der Lotusposition – oder auch der heute ausgeübten leichteren Varianten wie zum Beispiel Schneider- und Fersensitz – ist eine gesunde Wirbelsäule, die sich gut aufrichten lässt. Damit alleine ist es aber noch nicht getan, denn der gesamte Körper sollte natürlich in einem guten gesundheitlichen Zustand sein, damit nicht Schmerzen, ob nun vom

Bewegungsapparat oder den inneren Organen ausgehend, den Meditierenden davon ablenken, seinen Geist zu fokussieren.

Die Yogaübungen erfüllen genau den Anspruch, den wir heute an ein perfektes Ganzkörpertraining stellen, weil sie den gesamten Körper dehnen und kräftigen und gleichzeitig die inneren Organe tonisieren.

Bei manchen Asanas verweise ich auf den Einsatz von Hilfsmitteln, die die Ausführung erleichtern. Am besten schaffen Sie sich für Ihr individuelles Übungsprogramm zu Hause also nicht nur eine Yogamatte an, sondern auch einen Yogagurt und zwei Yogablöcke, die Sie am bequemsten im Internet bestellen können. Zusätzlich benötigen Sie eine Decke und ein Kissen – beides haben Sie aber sicherlich bereits zu Hause.

Achten Sie bitte darauf, dass Sie die Haltungsschulung aus den Yogaübungen in Ihren Alltag integrieren. Selbst eine regelmäßige, zwei- bis dreimal wöchentlich durchgeführte Yogapraxis kann nicht die alltäglichen Fehlbelastungen ausgleichen, die langfristig zu Haltungsschäden führen – oder bereits geführt haben.

Genau das will dieses Buch erreichen! Es möchte Sie dazu inspirieren, auch im Alltag häufig zu üben. Deshalb gebe ich Ihnen am Ende eines jeden Übungskapitels zum Bewegungsapparat unter der Überschrift „Übungen im Alltag" einige Anhaltspunkte, wie Sie Ihr neues Wissen gut in den Alltag integrieren können. Denn nur, wenn Sie tagsüber richtig sitzen, stehen, gehen und laufen, vermeiden Sie Haltungsschäden mit ihren unangenehmen Folgen. Da wir mit Yoga auch enormen positiven Einfluss auf die inneren Organe nehmen können, zeige ich in einem weiteren Kapitel die Wechselwirkungen zwischen unseren Organen und einzelnen Asanas auf. Diese können Sie ebenfalls gezielt in Ihren Übungsplan mitaufnehmen.

Dieses Buch geht nicht auf Verletzungen, Traumata und Krankheiten wie zum Beispiel krankhafte Veränderungen am Skelett oder der Muskulatur, akute Entzündungen an den Gelenken, Osteoporose, Rheuma usw. ein.

Aufbau des Buches

Hier noch ein kurzer Leitfaden zum Aufbau des Buches: Im ersten Abschnitt beschäftige ich mich mit der Bedeutung, die Yoga für uns mit zunehmendem Alter haben kann. Ich zeige auf, wie sich der

Körper mit den Jahren verändert und wie Sie präventiv mit Yoga dagegenhalten können. So werden Sie gleich am Anfang motiviert, mit Freude durchzustarten!

Die Kapitel, die sich mit den Körperbereichen und den Organen befassen, habe ich so strukturiert, dass ich zunächst auf deren symbolischen Gehalt näher eingehe. Was sagen uns zum Beispiel Redewendungen über die Wirbelsäule und den Rücken oder über das Herz? Danach folgen Bewusstheitsübungen, die Sie mit dem jeweiligen Körperbereich oder Organ näher vertraut machen, bevor Sie anschließend ihre Struktur und Funktionsweise kennenlernen. Auf den Zeichnungen am Ende des Buches (S. 154/155) können Sie deren genaue Lage im Körper nachvollziehen. Im nächsten Abschnitt beschreibe ich Haltungsfehler bzw. Organstörungen und stelle Ihnen Übungen vor, die Sie vorbeugend und/oder heilend ausführen können. Die einzelnen Stellungen werden anhand von Skizzen dargestellt. Ich habe mich bewusst gegen Fotos entschieden, weil ich mit meinem Buch alle Menschen ansprechen möchte, und auch bewusst solche Übungen ausgewählt habe, die von jedem gemacht werden können. Viele Yogabücher, in denen sehr schlanke und bewegliche Yogamodelle abgebildet sind, haben eher eine abschreckende Wirkung auf Yoga-Anfänger oder bringen diese schnell unter Leistungsdruck, akrobatische und besondere Stellungen können zu müssen. Genau diesen Leistungsdruck möchte ich Ihnen nehmen.

Im Kapitel Pranayama gebe ich Ihnen einen kurzen Überblick über unser Atmungssystem, bevor ich die verschiedenen Atemtechniken vorstelle. Und unter dem Stichwort Meditation betrachte ich deren Bedeutung im yogischen Kontext sowie ihre Wirkungen auf den menschlichen Geist, um danach einige Meditationstechniken einzuführen. Im Abschnitt Yogaphilosophie gehe ich näher auf das Yoga Sutra des Patanjali und vor allem auf die dort vorgestellten ethischen Prinzipien ein, die bis heute nichts von ihrer Aktualität verloren haben.

Jetzt wünsche ich Ihnen viel Freude bei der Umsetzung und möchte Ihnen noch einen Spruch des Yogameisters Swami Sivananda mit auf den Weg geben: „Ein Gramm Praxis ist mehr wert als eine Tonne Theorie." Viel Spaß beim Üben auf der Matte und im Alltag wünscht Ihnen

Petra Kotthoff

Yoga im Alter – Wie sich unser Körper verändert

Yoga kennt kein Alter! Das Schöne am Yoga ist, dass Sie alle Komponenten wirklich ganz konkret an Ihre Bedürfnisse anpassen können. Auch wenn Sie schon älter sind, vielleicht schon zu den Senioren gehören, gerade erst anfangen und/oder noch recht steif sind: Praktizieren Sie die Übungen in Ihrem eigenen Tempo und gehen Sie immer nur so weit, wie es sich gut anfühlt.
Yoga ist das ideale Werkzeug, den gesundheitlichen und geistigen Handicaps des Alters entgegenzuwirken! An dieser Stelle möchte ich nur einige der Vorteile aufzählen, die eine Yogapraxis besonders für ältere Menschen birgt.

Knochen, Muskeln und Gelenke

Je älter wir werden – was wir ja prinzipiell anstreben –, desto mehr baut unser Körper ab. Zwischen dem 30. und dem 60. Lebensjahr verlieren wir 30 Prozent unserer Knochensubstanz! Aber nicht nur die Knochenmasse, sondern auch die Muskelmasse schwindet mit den Jahren: ab dem 40. Lebensjahr jährlich um ein Prozent. Vor allem in den Beinen beeinträchtigt die schwindende Muskelkraft unser Steh- und Gehvermögen sowie unsere Fähigkeit im Gleichgewicht zu bleiben. Dies führt dazu, dass ungefähr ein Drittel der über 65-Jährigen mindestens einmal im Jahr stürzt. Zwar treten nur in weniger als 10 Prozent der Fälle Knochenbrüche auf, diese bringen dann aber oft einen langwierigen und sehr schmerzhaften Krankheitsverlauf mit sich. Gleichzeitig wird in unseren Gelenken weniger Gelenkflüssigkeit produziert. Dadurch neigen sie stärker zu Entzündungen; Arthrose und Arthritis sind die Folge. Durch Yoga gewinnen Sie an Muskelkraft, steigern Ihren Gleichgewichtssinn und erhalten die Beweglichkeit Ihrer Gelenke.

Herz und Kreislauf

Unser Herz verliert mit den Jahren immer mehr an Leistungsfähigkeit. Die Ursachen liegen in der zunehmenden Verengung der Arterien und Venen durch Ablagerungen an den Gefäßwänden: Unser Herz muss dadurch mehr arbeiten und der Blutdruck steigt!

Wenn Sie bei Ihren Yogaübungen schon ein kleines bisschen Tempo reinbringen und im Fluss praktizieren, das heißt die Übungen ohne Pause ineinander übergehen lassen (s. Sonnengruß S. 87), regen Sie damit Ihren Kreislauf an und trainieren Ihr Herz.

Sollten Sie zusätzlich Freude an den Atem- und Meditationsübungen finden, wirken sich diese ebenfalls positiv auf Ihr Herz aus, denn es wird zum einen mit mehr Sauerstoff versorgt und profitiert zum anderen von der tieferen Entspannung.

Stoffwechsel

Viele sind in der Lebensmitte davon betroffen, dass sich das unwillkommene Hüftgold bildet oder der Bauch rundet. Durch die nachlassende Hormonproduktion verlangsamt sich – nicht nur bei Frauen in den Wechseljahren – der Stoffwechsel und es wird mühsamer, das „alte" Gewicht zu halten.

Mit Yoga stimulieren Sie nicht nur Ihre Hormonproduktion und aktivieren Ihren Kreislauf, sondern Sie regen auch die inneren Organe an, mehr Verdauungssäfte zu produzieren und Giftstoffe abzutransportieren.

Gehirn

Weil sich die Gehirnzellen im Laufe des Lebens reduzieren und auch die „Kommunikation" zwischen den Nervenzellen nachlässt, lernen und reagieren ältere Menschen langsamer als jüngere. Die gute Nachricht lautet aber, dass das Gehirn bis ins hohe Alter trainierbar bleibt, denn Gehirnzellen können neu gebildet und stillgelegte Nervenverbindungen können von anderen übernommen werden. Oft sind ältere Menschen jüngeren sogar überlegen, wenn es darum geht, neues Wissen mit Erfahrung zu verbinden.

Yoga fördert die Gehirnfunktionen, denn auch wenn es paradox klingt: Ein ruhiger, konzentrierter Geist arbeitet wesentlich präziser als einer, der fortwährend hin und her „springt".

Atmung

Bereits ab dem 20. Lebensjahr beginnt die Lunge einen Teil ihres Gewebes abzubauen und ab dem 30. Lebensjahr kann weniger Sauerstoff aufgenommen werden. Gleichzeitig verringert sich die Fähigkeit der Lunge, sich auszudehnen und zusammenzuziehen. Auch die altersbedingten Veränderungen an Muskeln und Knochen haben einen negativen Einfluss auf die Funktionsfähigkeit unseres Atemorgans. Die Atemübungen im Yoga (s. S. 130) sind nicht nur dafür geeignet, den Alterungsprozess der Lunge zu verlangsamen, sondern sie können die Lungenkapazität sogar wesentlich verbessern.

Schlafrhythmus

Mit den Jahren ändern sich auch Schlafqualität und Schlafrhythmus. Wir schlafen leichter, weniger tief und wachen früher auf. Das hängt damit zusammen, dass sich die „innere Uhr" umstellt. Forscher führen dieses Phänomen darauf zurück, dass im Alter weniger Schlafhormone (Melatonin) produziert werden. Da sich der Körper aber vor allem im Tiefschlaf von den Anstrengungen des Tages erholt, kann der Mangel zu verstärkter Müdigkeit am Tag führen.

Eine regelmäßige Yogapraxis, am besten mindestens dreimal wöchentlich jeweils eine dreiviertel bis eine Stunde, kann die Schlafqualität enorm verbessern, weil das gesamte Nervensystem ausgeglichen wird und sich dadurch Spannungen lösen können.

Sorgen und Ängste

Das Alter bringt auch bis dahin unbekannte Sorgen und Ängste mit sich: Was geschieht mit mir, wenn mein Gedächtnis nachlässt oder wenn ich meinen Haushalt nicht mehr alleine bewältigen kann? Sind die Kinder und die Angehörigen gut versorgt? Reichen meine finanziellen Mittel im Alter? Reicht meine Kraft, um bis ins hohe Alter zu arbeiten? Wie komme ich mit körperlichen Einschränkungen zurecht? Die Auseinandersetzung mit diesen Fragen kann zu emotionalen Schwankungen und nervösen Spannungen führen. Alle Yogaübungen, vor allem auch die Atem- und Meditationsübungen, helfen, den Geist einerseits – durch die Beschäftigung mit neuen Aktivitäten – zu kräftigen und andererseits zu beruhigen. Dabei hilft auch die Synchronisation der Bewegungen mit dem Atem. Ebenso kann die Auseinandersetzung mit den spirituellen und philosophischen Aspekten des Yoga neue Impulse geben und sinnstiftend wirken. Auch die bewusste Konfrontation mit unseren Ängsten und anderen Gefühlen kann diesen ihren Schrecken nehmen und ihre Macht über uns verringern.

Kurzum, mit Yoga können wir den Alterungsprozess verlangsamen: Wenn das keine gute Motivation ist, gleich damit zu beginnen ...

Anatomie – Was uns zusammenhält

Vielleicht glauben Sie, dass Anatomie eine s e h r trockene Angelegenheit ist. Ich möchte Sie gerne vom Gegenteil überzeugen! Dafür möchte ich Sie bitten „mitzuarbeiten" und das sieht so aus: Machen Sie sich am Anfang eines jedes Kapitels zuerst einmal die Symbolik des Bereiches bewusst. Der Volksmund kennt fast zu jedem Körperbereich und zu jedem Organ eine Redewendung, die auf den Zusammenhang zwischen der physischen und der emotionalen Ebene einer Körperregion verweist. Unternehmen Sie im Anschluss daran in der von mir vorgeschlagenen Bewusstheitsübung eine spannende Entdeckungsreise in Ihr Inneres! Machen Sie sich bewusst, welches „Wunder" am Werk ist. Ein „Wunder", das Sie womöglich noch niemals mit Ihrer ganzen Aufmerksamkeit wahrgenommen haben. Meistens bemerken wir unseren Körper nämlich erst dann, wenn wir von Schmerzen geplagt werden.

So üben Sie richtig

Integrieren Sie die Yogaübungen möglichst oft in Ihren Alltag. Besonders gut eignet sich der frühe Morgen oder der späte Nachmittag. Wenn Sie erst abends Zeit haben, sollten Sie darauf achten, keine kreislaufanregenden Asanas zu praktizieren – sonst können Sie vielleicht nicht so gut schlafen.

Wenn Sie den ganzen Körper ansprechen möchten, suchen Sie sich aus jedem Bereich eine Asana aus und wechseln Sie zum Beispiel ab: An einem Tag wählen Sie aus den Übungen für den Bewegungsapparat und am anderen Tag aus den Übungen für die Organe. Beenden Sie Ihre Praxis immer mit der Totenstellung (s. S. 102). Wenn Sie regelmäßig dreimal in der Woche für ungefähr eine halbe bis dreiviertel Stunde üben, erreichen Sie sehr viel. Ihr Körper wird beweglicher und kräftiger, Sie tanken Energie und fühlen sich dadurch rundum wohler!

Achtung: Praktizieren Sie nicht nur die Asanas, die Ihnen leicht fallen, sondern tasten Sie sich nach und nach auch an die „unangenehmen" Asanas heran, die Sie herausfordern. Meistens sind es besonders diese Übungen, die gut tun – und Ihr Wohlbefinden erheblich steigern!

Bei allen Asanas beschreibe ich kurz, wie sie wirken und wann sie nicht ausgeführt werden sollten. Das hilft Ihnen, auf einen Blick zu erkennen, welche Übungen jetzt gerade für Sie passend sind. Bei vielen Stellungen biete ich Modifikationen an, die Ihnen die Ausführung der Haltungen durch den Einsatz von Hilfsmitteln (Kissen, Decke, Yogablöcke und Gurte) erleichtern. Mitunter stelle ich in der Modifikation aber auch eine anspruchsvollere Stellung vor.

Krishnamacharya, der von 1888 bis 1989 in Indien lebte und als Vater des modernen Yoga bezeichnet wird, wies immer wieder darauf hin, dass nicht der Schüler sich dem Yoga anpassen müsse, sondern dass es für jeden Schüler eine eigene, angemessene Praxis gebe! Mit dieser Aussage wollte er besonders seinen westlichen Schülern vermitteln, dass Ehrgeiz im Yoga nicht angebracht ist. Wir wollen immer alles perfekt machen und zweifeln schnell an uns. Wenn Sie aber Ihren Körper überfordern, wird er mit Schmerzen – oder möglicherweise auch mit Verletzungen – auf die Überforderung reagieren, und Sie verlieren die Lust am Üben. Bleiben Sie deshalb über Ihren Atem mit Ihrem Körper in Kontakt: Der Atem fließt dabei gleichmäßig durch die Nase ein und aus. Und gehen Sie immer nur so weit, wie es für Sie angenehm ist, aber unterfordern Sie sich auch nicht! Yoga ist ein hervorragendes Instrument mit der eigenen Selbstwahrnehmung in Berührung zu kommen. Behandeln Sie sich liebevoll und achten Sie auf sich. Sie sind es wert!

Der Bewegungsapparat – Immer zu Diensten

Einleitung

Damit Sie Ihren Körper im positiven Sinne besser kennenlernen, beschreibe ich in den folgenden Kapiteln, wie er auf der Skelett- und Muskulaturebene aufgebaut ist und welche orthopädischen Probleme sich aus Fehlhaltungen ergeben können. Anschließend mache ich Sie mit den anatomisch korrekten Haltungs- und Bewegungsmustern vertraut, die Sie durch eine gezielte Yogapraxis auf der „Matte" lernen können. Wenn Sie anfangen, die positiven Wirkungen der Übungen in Ihrem Körper zu spüren, werden Ihnen die Asanas zunehmend leichter fallen und immer mehr Freude bereiten.

Wirbelsäule und Rücken – Wie Sie mit einem schönen Rücken entzücken

Der Rücken – Sprachrohr unserer Seele

Wenn wir von Menschen sprechen, die „Rückgrat" haben, schätzen wir ihre Charakterstärke. Sie sind in unseren Augen zuverlässig, durchsetzungsstark und lassen sich nicht so leicht einschüchtern. Menschen, denen Gewalt angetan wurde oder die sich aufgrund einer persönlichen, existenziellen Krise aufgegeben haben, haben ein „gebrochenes" Rückgrat. Wenn jemand mit dem „Rücken zur Wand steht" wurde er in die Enge getrieben. Hat er dagegen einen „breiten Rücken", sagt dies nichts über die physische Form seines Rückens aus, sondern über seine psychische Belastbarkeit.

Wie es unserem Rücken geht, zeigt deutlich, wie wir die Last tragen, die uns das Leben gegeben hat! Umgekehrt kann ein kräftiger und gesunder Rücken auch unsere Psyche stärken. 70 Prozent der Deutschen leiden unter chronischen oder sehr häufigen Rückenschmerzen und die Techniker Krankenkasse erhob 2014 in einer Studie, dass jeder Betroffene durchschnittlich 17,5 Arbeitstage im Jahr ausfällt. Dies ist ein guter Grund unseren Rücken als Sprachrohr unserer Seele rechtzeitig ernst zu nehmen und nicht zu warten, bis es (fast) zu spät ist.

Bewusstheitsübung

Setzen Sie sich aufrecht auf einen Stuhl, schließen Sie die Augen und spüren Sie in sich hinein. Stellen Sie sich vor Ihrem geistigen Auge Ihre Wirbelsäule vor. Machen Sie dann langsam kleine und größere Bewegungen mit Ihrem Oberkörper und spüren Sie, wie und wo sich Ihre Wirbelsäule mitbewegt.

Überlegen Sie: Wie viel wissen Sie bereits über die tragende Säule Ihres Körpers? Und wie viele Muskeln sind daran beteiligt, dass Sie nun auf diesem Stuhl sitzen und später auch wieder aufstehen können? Antworten auf diese Fragen finden Sie auf den folgenden Seiten!

Die Wirbelsäule – unser tragendes Element

Die Wirbelsäule ist das tragende Element des menschlichen Körpers und spielte zusammen mit dem Becken die zentrale Rolle bei der Entwicklung des Menschen vom Vierfüßler zum Zweibeiner. Sie bildet nicht nur die knöcherne Mitte des Körpers, sondern verbindet auch alle anderen Teile des Skeletts – Kopf, Brustkorb, Arme, Becken und Beine – direkt oder indirekt miteinander. Um Reize zwischen dem Gehirn und den einzelnen Körperbereichen zu steuern und übermitteln, spielen die Wirbelsäule und das in ihrem Inneren liegende Rückenmark eine wichtige Rolle.

Die Wirbelsäule besteht aus fünf Abschnitten mit drei beweglichen und zwei unbeweglichen Teilen, um dem Körper größtmögliche Flexibilität und Stabilität gleichzeitig zu ermöglichen. Von den 24 Wirbeln des beweglichen Teils bilden:

- 7 Wirbel die Halswirbelsäule,
- 12 Wirbel die Brustwirbelsäule,
- 5 Wirbel die Lendenwirbelsäule.

Die Wirbel bestehen aus kompakten Wirbelkörpern, deren knöcherne Fortsätze Gelenkverbindungen bilden. Sie bestimmen die Beweglichkeit mit und erlauben über ihre Anordnung mehr oder weniger Drehung.

Die Halswirbelsäule stellt den beweglichsten Teil dar. Ihr haben wir es zu verdanken, dass sich der Kopf sowohl in alle Richtungen drehen als auch nach vorne und hinten beugen kann. Während auch die Wirbel der Brustwirbelsäule noch sehr drehfreudig sind, präsentiert sich die Lendenwirbelsäule als der stabilste Bereich und kann lediglich gebeugt werden. Der unbewegliche Teil, der sich an die Lendenwirbelsäule anschließt, besteht aus 8 bis 10 Wirbeln, die zu Kreuz- und Steißbein verwachsen sind. Zusammen mit dem Kreuzbein und dem Becken bildet die Lendenwirbelsäule das „Kreuz", über das die meisten Menschen klagen.

Von der Seite betrachtet weist die Wirbelsäule eine doppelte S-Form auf (s. Skizze S. 155):
- Die Halswirbelsäule wölbt sich nach vorne (Halslordose).
- Die Brustwirbelsäule bildet eine Kurve nach hinten (Brustkyphose).
- Die Lendenwirbelsäule biegt sich wieder nach vorne (Lendenlordose).
- Kreuz- und Steißbein gehen gemeinsam wieder nach hinten (Sakralkyphose).

Die Kyphose im Brustbereich schafft Raum für die Lunge und wird durch die Lordosen in der Hals- und Lendenwirbelsäule ausgeglichen. Zwischen den einzelnen Wirbeln bilden die Bandscheiben eine elastische Verbindung aus Faserknorpeln. Sie bestehen aus einem relativ festen äußeren Ring aus Bindegewebe und einem weichen inneren Gallertkern. Der Gallertkern der Bandscheiben funktioniert als abfedernder Puffer, der verhindert, dass zwei benachbarte Wirbel direkt aufeinander scheuern. Die Bandscheiben dämpfen Stöße und Erschütterungen ab. Ohne sie könnten wir uns nicht in alle Richtungen bewegen.

Oberflächlich und tief – Wir brauchen beides

Die Wirbelsäule befindet sich nicht genau in der Körpermitte, sondern ist weiter nach hinten verlagert. Deshalb stimmt der Schwerpunkt der Körpermasse nicht mit ihr überein. Die tieferen Schichten der Rückenmuskulatur, die direkt an die Wirbelsäule angelagert sind und die einzelnen Wirbel in einer gesunden Balance zueinander stabilisieren, bilden ein Gegengewicht zur Schwerkraft. Dank dieser Muskeln kippen wir nicht durch das ganze Gewicht von Brustkorb, Bauch und inneren Organen nach vorne um. Da die Tiefenmuskulatur nur indirekt trainiert werden kann, sind besondere Übungen erforderlich, um sie zu erreichen.

Über dieser tiefen Rückenmuskulatur befindet sich die oberflächliche Rückenmuskulatur. Sie unterstützt die Bewegungen von Armen und Schultern und die Atmung. Sie macht es möglich, dass wir den Rumpf drehen und nach vorne und hinten beugen können. Sie wird oft als Rückenstrecker oder Rumpfmuskulatur bezeichnet. Ihr Training hat eine entscheidende Bedeutung bei Prävention und Rehabilitation von Rückenbeschwerden.

Zur oberflächlichen Rückenmuskulatur gehören so bekannte Muskeln wie:
- der Kapuzenmuskel (M. Trapezius)
- der breite Rückenmuskel (M. Latissimus dorsi).

Im Gegensatz zur Tiefenmuskulatur kann die oberflächliche Rückenmuskulatur gezielt und einfach trainiert werden. Zusammen mit den knöchernen Strukturen ist das komplexe Muskelgeflecht des Rückens die Basis dafür, dass wir gerade stehen und uns in alle Richtungen bewegen können, ohne Probleme mit dem Gleichgewicht zu bekommen.

Wussten Sie schon, dass verschiedene Tiergruppen erstaunliche Unterschiede in der Anzahl ihrer Rückenwirbel aufweisen?

Schildkröten beispielsweise haben vom Hals bis zum Schwanzansatz nur 18 Wirbel, während viele Schlangenarten mehr als 300 besitzen. Während die Wirbelzahl bei den Reptilien extrem variabel sein kann, ist sie bei Säugetieren sehr viel konstanter. Eine Giraffe beispielsweise besitzt trotz ihrer enormen Größe nicht mehr Halswirbel als eine Maus! Die Wirbel der Giraffe sind nur sehr viel grösser und länger. Die meisten Säugetiere – einschließlich des Menschen – besitzen sieben Halswirbel! (Vgl. Claudia Hoffmann: Von Dinosauriern und Mäusen – was uns Fossilien über die Entwicklung der Wirbelsäule lehren).

Von der Sesshaftigkeit zur Sesselhaftigkeit

Unsere Vorfahren lebten lange Zeit als Nomaden und Wanderer, für die Tagesstrecken von 50 km keine Seltenheit waren. Erst vor ungefähr 6000 Jahren wurden die Menschen sesshaft und seit 100 Jahren dann „sesselhaft". Diese Entwicklung hatte fatale Folgen auf unser Skelettsystem und die Muskelstruktur. Unsere sitzende Lebensweise hat kulturgeschichtliche Wurzeln, denn in den alten Hochkulturen galt Sitzen als das Privileg der Herrscher, die keine Arbeit verrichten mussten.

Heute sitzen die meisten Erwachsenen mindestens fünf Stunden am Tag: im Büro, am Computer, beim Autofahren oder auf der Couch. Das fordert jedoch seinen Tribut. Weltweite wissenschaftliche Langzeituntersuchungen verknüpfen langes, dauerhaftes Sitzen sogar mit Volkskrankheiten wie Diabetes, Herzinfarkt, Herz-Kreislauf-Problemen und Krebs. Am meisten aber leidet der Bewegungsapparat.

So haben sich bei den meisten Menschen durch das viele Sitzen und die damit häufig verbundenen Fehlhaltungen die natürlichen Wölbungen der Wirbelsäule entweder zu einer Hyperlordose (griechisch = über) oder einer Hyperkyphose und schlimmstenfalls zu beidem entwickelt. Gleichzeitig wird sowohl die tiefe als auch die oberflächliche Rückenmuskulatur fehlbelastet, was nicht nur zu äußerst schmerzhaften Verspannungen führen kann, sondern auch zu Abnutzungserscheinungen und frühzeitigem Verschleiß an den betroffenen Gelenken. Da gerade die tiefe Rückenmuskulatur die hauptsächliche Haltearbeit leistet, kann eine dysfunktionale Beanspruchung nicht nur den gesamten Bewegungsapparat schädigen, sondern bringt am Ende den ganzen Körper aus dem Lot.

Ein Beispiel für die komplexen Zusammenhänge auf der Skelett- und Muskelebene ist das sogenannte gekreuzte Syndrom (s. auch Zeichnung S. 154):

Um die Hyperkyphose (Rundrücken) der Brustwirbelsäule auszugleichen, spannt sich die betroffene Kopf- und Nackenmuskultur permanent an, damit die Position der Halswirbelsäule und des Kopfes neutralisiert wird. Gleichzeitig überdehnt dadurch die Muskulatur im vorderen Halsbereich, denn durch den Rundrücken sind Kopf und Schultern nach vorne verschoben (Hohlnacken), woraus wiederum Verspannungen im Schulter-Nacken-Bereich resultieren.

Der gleiche Effekt entsteht im Bereich der Lendenwirbelsäule. Durch das unnatürliche Hohlkreuz verkürzt sich die Lendenmuskulatur und schiebt den Bauch nach vorne, wodurch die Bauchmuskulatur überdehnt und geschwächt wird. Mit der Zeit beginnen die verkürzten Muskeln zu schmerzen. Wenn die Belastung anhält, werden nach und nach auch die betroffenen Gelenkstrukturen abgerieben. Das führt zu weiteren Beschwerden. Hohlkreuz und Hohlnacken kombiniert mit Rundrücken gehören übrigens zu den häufigsten Fehlhaltungen.

Auch der zu flache Rücken – wenn die natürliche Lordose zu gering ausgeprägt ist – stellt ein Problem dar. Die Brustwirbelsäule muss den Ausgleich schaffen mit der Folge, dass es auch hier zu massiven Verspannungen bis hin zu eingesteiften Wirbeln und eingeklemmten Nerven kommen kann. Während beim Rundrücken die Muskulatur überdehnt und somit geschwächt wird, wird sie beim Flachrücken verkürzt und verspannt.

Die Gesundheit der Wirbelsäule hängt ganz entscheidend von der Qualität der Bandscheiben ab und umgekehrt. Vor allem im Bereich der Lenden- und der Halswirbelsäule werden diese durch eine Hyperlordose mitunter so stark gequetscht, dass eine Bandscheibe zwischen den Wirbelkörpern herausrutschen und einen Bandscheibenvorfall hervorrufen kann. In diesem Fall sprengt der Gallertkern den Faserknorpelring, in den er eingebettet ist. Möglich wird dies durch Schäden am Faserknorpelring, die auf anhaltende Fehlbelastungen zurückzuführen sind. Äußerst schmerzhaft und oft auch gefährlich ist der Bandscheibenvorfall vor allem dann, wenn der Gallertkern auf einen Nerv trifft und dadurch zum Beispiel Lähmungserscheinungen provoziert.

Wirbelsäule und Rücken – So bleiben sie gesund

Ganz entscheidend für die Gesundheit der Wirbelsäule und der sie umgebenden Muskulatur sind eine richtige Haltung und richtige Bewegungen, denn 90 Prozent aller Rückenschmerzen basieren auf einer Fehlfunktion der Muskulatur. Wollen wir diese korrigieren, beginnen wir damit, die Wirbelsäule in ihrer gesamten Länge aufzurichten, um Hohlkreuz und Hohlnacken zu vermeiden. Das erreichen wir über die entgegengesetzten Pole Kopf und Becken. Weiter gilt es, die Drehbewegungen der Brustwirbelsäule zu optimieren, um sowohl die Lendenwirbelsäule als auch die Halswirbelsäule zu entlasten. Ganz allgemein ist es eine wirkungsvolle Unterstützung ihrer funktionalen Struktur, wenn wir die gesamte Wirbelsäule dehnen und kräftigen.

Weitere Haltungsschäden vermeiden wir durch die richtige Koordination von Bewegungen. Die Stabilisierung und Kraftübertragung vom Rumpf auf die Extremitäten erfolgt nicht nur durch die Knochen, sondern gleichzeitig durch Muskeln und Bänder. Hier hat sich die Natur einen besonderen Trick einfallen lassen, um ein Maximum zu erreichen: die spiralige Verschraubung, die sich besonders gut beim Gehen nachvollziehen lässt.

Im Gegensatz zum Affen, der ein Passgänger ist, ist der Mensch ein Kreuzgänger. Während der Links-Rechts-Bewegung beim Gehen, schraubt sich der Oberkörper, unterstützt durch die spiralige Muskelanordnung im Bereich des Brustkorbs, dagegen: Oberkörper und

Becken drehen alternierend zueinander. Dies funktioniert jedoch nur dann optimal, wenn unter anderem die Biegsamkeit der Brustwirbelsäule ausreichend trainiert ist.

Viele traditionelle Yogahaltungen richten die Wirbelsäule auf, stellen ihre Flexibilität wieder her oder verbessern sie. Durch den gezielten Einsatz von Muskeln und Bändern werden Wirbelsäule und Rücken gestärkt, Gelenke geöffnet und auf Fehlhaltungen basierende Verspannungen gelöst. Mit Hilfe der folgenden Yogaübungen lernen Sie, wie Sie neben der oberflächlichen Rückenmuskulatur besonders die tiefe Rückenmuskulatur erreichen und trainieren können.

Dies heißt aber: genau und präzise zu üben und alle Körperteile korrekt zu positionieren.

Übungssequenz Wirbelsäule

Katze (Cakravakasana)

Die Katze gehört zu den Basisübungen und mobilisiert am Beginn der Praxis sanft den Rücken. Gleichzeitig hilft sie, das Bewusstsein für die verschiedenen Stellungen des Beckens zu verbessern und bringt die Energie im Körper zum Fließen.

HILFSMITTEL: Decke

ANLEITUNG: Kommen Sie in den Vierfüßlerstand mit den Händen unter den Schultergelenken und den Knien unter den Hüftgelenken. Heben Sie einatmend den Kopf nach oben und lassen Sie gleichzeitig den Rücken etwas ins Hohlkreuz absinken, indem Sie das Steißbein nach oben strecken. Dabei kippen Sie das Becken. Achten Sie darauf, dass Ihre Arme gestreckt bleiben und dass Sie Ihren Kopf nicht nach hinten überdehnen (kein Knick in der Halswirbelsäule!). Biegen Sie den Rücken auch zwischen den Schulterblättern nach unten.

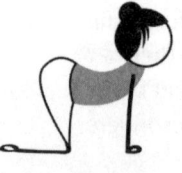

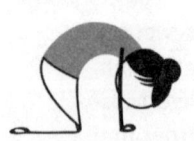

Während Sie ausatmen, führen Sie das Kinn zum Brustbein und wölben Ihren gesamten Rücken nach oben, so als wollten Sie einen Katzenbuckel machen. Steißbein und Becken rollen nach unten und vorne.

Fahren Sie harmonisch mit der Bewegung fort und passen Sie Ihre Atmung an die Bewegung an: Einatmend Kopf und Hals nach oben vorne, den Rücken nach unten; ausatmend Kopf zum Brustbein und den Rücken nach oben.

DAUER: Üben Sie die Katze dynamisch für 1 bis 2 Minuten.

MODIFIKATIONEN:
- Legen Sie sich eine Decke unter die Knie.
- Stützen Sie sich bei schmerzenden Handgelenken auf die Unterarme.

WIRKUNG: Mobilisiert die Wirbelsäule, den Brustkorb und die Rückenmuskulatur, verbessert die Selbstwahrnehmung, regt die Atmung an.

GEGENANZEIGE: Bandscheibenprobleme, Entzündungen in den belasteten Gelenken, Hexenschuss

Berghaltung (Tadasana)

Für den weltbekannten Yogalehrer B.K.S. Iyengar galt die Berghaltung als eine der wichtigsten Asanas. Tatsächlich vermittelt sie die Grundlagen der anatomisch richtigen Aus- und Aufrichtung des ganzen Körpers und hilft, das Bewusstsein für eine optimale Körperhaltung im Stehen zu entwickeln. Dabei werden Hohlkreuz, Hohlnacken und Rundrücken gezielt ausgeglichen. Gleichzeitig legt die Berghaltung den Grundstein für andere Asanas.

HILFSMITTEL: Keine

ANLEITUNG: Stellen Sie sich mit parallel aufgestellten Füßen (Abstand 5 bis 10 Zentimeter) aufrecht auf Ihre Matte; die Fußgelenke sind auf einer Linie.

Rotieren Sie die Oberschenkel leicht nach außen und senken Sie das Steißbein Richtung Boden, sodass sich das Becken aufrichtet (s. Kapitel Becken und Hüfte).

Strecken Sie die Knie (nicht nach hinten durchdrücken), ziehen Sie die Kniescheiben nach oben und spannen Sie die vordere Oberschenkelmuskulatur an.

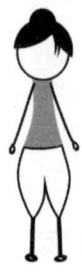

Ziehen Sie die Innenknöchel der Fußgelenke nach oben und geben Sie einen gleichmäßigen Druck auf die Füße, betonen Sie dabei aber den Druck auf die Außenfersen und die Großzehballen. Strecken Sie die Zehen entspannt aus.

Ziehen Sie den Unterbauch ein, den Bauchnabel und das Brustbein nach oben. Achten Sie darauf, dass die Rippen nicht zu weit nach vorne „ploppen" bzw. ziehen Sie sie dann wieder zurück.

Rotieren Sie die Arme leicht nach außen und drehen Sie dann nur die Unterarme wieder nach innen, sodass die Handflächen zu den Oberschenkeln und die Finger in Richtung Boden zeigen.

Ziehen Sie die Schultern nach hinten, unten und außen, sodass sie flach auf dem Brustkorb aufliegen und sich die Schlüsselbeine nach außen verlängern.

Halten Sie den Kopf und die Wirbelsäule in einer geraden Linie und achten Sie darauf, dass das Gewicht nicht zu sehr auf den Vorfüßen liegt. Das Kinn ist parallel zum Boden.

Atmen Sie gleichmäßig und tief durch die Nase ein und aus.

DAUER: 30 bis 60 Sekunden

MODIFIKATION: Keine

WIRKUNG: Verbessert das Bewusstsein für die Aufrichtung und Ausrichtung des gesamten Körpers, kräftigt die gesamte rumpfaufrichtende Muskulatur, kräftigt die Fuß-, Bein- und Beckenbodenmuskeln, stärkt das Selbstbewusstsein.

GEGENANZEIGE: Akute Beschwerden in den Hüft- oder Kniegelenken oder im unteren Rücken, akuter Bandscheibenvorfall

Stabhaltung (Dandasana)

Was die Berghaltung für die richtige Haltung im Stehen bedeutet, drückt die Stabhaltung im Sitzen aus. Die Stabhaltung verbessert also die Sitzhaltung, wirkt ebenso wie die Berghaltung Hohlkreuz, Hohlnacken und Rundrücken entgegen und ist die Ausgangsposition für die meisten Asanas, die im Sitzen ausgeführt werden.

HILFSMITTEL:	Decke, Wand
ANLEITUNG:	Setzen Sie sich mit ausgestreckten Beinen auf Ihre Matte mit dem Rücken zur Wand. Schieben Sie Ihre Gesäßhälften nach außen, sodass Sie auf den Sitzbeinen sitzen. Oberschenkel, Knie und Füße liegen beieinander. Setzen Sie die Handflächen neben den Hüften auf den Boden; die Finger zeigen nach vorne.
	Heben Sie den Brustkorb und strecken Sie die Ellenbogen und die Arme durch. Spannen Sie die Oberschenkelmuskulatur an und ziehen Sie sie zum Rumpf zurück. Drücken Sie die Oberschenkel zum Boden, heben Sie die Taille und den Brustkorb an und halten Sie die Wirbelsäule stabil.
	Achtung: Drücken Sie nicht das Steißbein gegen den Boden. Ziehen Sie die Schultern weg von den Ohren, nach hinten, unten und außen, sodass sich die Schlüsselbeine nach außen verlängern und die Schulterblätter dicht am Brustkorb anliegen. Kopf, Nacken und Gesäß bilden eine gerade Linie. Das Kinn ist parallel zum Boden. Atmen Sie gleichmäßig und tief durch die Nase ein und aus.
DAUER:	30 bis 60 Sekunden
MODIFIKATIONEN:	• Setzen Sie sich auf eine zusammengefaltete Decke.
	• Stützen Sie die Hände auf Blöcken ab.
WIRKUNG:	Verbessert das Bewusstsein für die Aufrichtung und Ausrichtung des Körpers im Sitzen, stärkt die Rücken- und Beinmuskulatur, dehnt die Beinmuskulatur, hilft bei rheumatischen und arthritischen Beschwerden der Knie- und Fußgelenke.
GEGENANZEIGE:	Akute Beschwerden im unteren Rücken, in Knie- und Hüftgelenken

Katze mit Drehung (Cakravakasana mit Drehung)
Die „gedrehte" Katze gehört zu den Drehhaltungen. Sie hat dieselben Wirkungen wie die klassische Katze, mobilisiert darüber hinaus jedoch intensiv die Brustwirbelsäule.

HILFSMITTEL:	Decke
ANLEITUNG:	Kommen Sie in den Vierfüßlerstand mit den Händen unter den Schultergelenken und den Knien unter den Hüftgelenken.
	Heben Sie einatmend den rechten Arm und schieben Sie ihn unter dem linken Arm weit durch zur linken Seite. Gleichzeitig lassen Sie die rechte Schulter und das rechte Ohr so weit wie möglich auf die Matte sinken. Der rechte Arm liegt nun auf dem Boden und die rechte Handfläche zeigt nach oben
	Führen Sie ausatmend den linken Arm senkrecht nach oben. Drehen Sie das Brustbein Richtung Decke und schauen Sie in die Handfläche der linken Hand.
DAUER:	5 bis 10 Atemzüge; führen Sie die Übung anschließend zur anderen Seite aus.
MODIFIKATION:	Legen Sie sich eine Decke unter die Knie.
WIRKUNG:	Mobilisiert alle Gelenke der Wirbelsäule, den Brustkorb und die Rückenmuskulatur; verbessert die Selbstwahrnehmung, regt die Atmung an.
GEGENANZEIGE:	Bandscheibenprobleme, Entzündungen in den belasteten Gelenken, Hexenschuss

---

ÜBUNGEN IM ALLTAG

Richtig stehen

Üben Sie die Berghaltung (s. S. 29) an der Bushaltestelle und bei jedem Warten im Stehen, zum Beispiel in der Schlange an der Kasse des Supermarktes. Nutzen Sie sämtliche Gelegenheiten, bei denen Sie zum Warten „verdonnert" sind, um an Ihrer aufrechten Haltung zu arbeiten. Achten Sie vor allem darauf, dass Sie die Schultern nicht hochziehen und den Kopf nicht nach vorne schieben. Kontrollieren Sie Ihre Haltung, wenn möglich, im Spiegel oder in einem Schaufenster. Richten Sie Ihr Becken auf, indem Sie das Steißbein nach unten und vorne ziehen. Setzen Sie die Füße so, dass die Zehen nach vorne zeigen.

Richtig sitzen

Nehmen Sie die Stabhaltung (s. S. 31) auf dem Bürostuhl und beim Essen ein. Machen Sie sich immer wieder bewusst, dass nur ein gerader, aufgerichteter Rücken schön und langfristig schmerzfrei ist. Richten Sie sich bewusst Wirbel für Wirbel auf, und legen Sie die Schultern flach auf dem hinteren Brustkorb ab. Achten Sie darauf, dass die Schultern nicht nach vorne wandern und dass sich kein Rundrücken bildet! Lassen Sie den Nacken lang und halten Sie das Kinn parallel zum Boden (kein Doppelkinn!).

Becken und Hüften – Gesunde Hüften schwingen besser

Der Sitz von Urvertrauen und Durchsetzungskraft

Wenn Sie etwas „locker aus der Hüfte" machen, bereitet Ihnen das keine Probleme. Diese Redewendung beinhaltet Leichtigkeit und Unbeschwertheit. Da wir uns mit Hüfte und Becken im Gleichgewicht halten, steht dieser Körperbereich nicht nur symbolisch, sondern auch faktisch für Beweglichkeit und Stabilität.

Der Yoga weist in seiner Lehre von den feinstofflichen Energiezentren (Chakras) dem Becken zum einen die Themen Urvertrauen und Durchsetzungsfähigkeit und zum anderen die Bereiche Kreativität und Erotik zu. Letzteres ist naheliegend, denn das Becken ist der Sitz der Sexualorgane.

Steife Hüften und ein unbewegliches Becken verweisen demnach auf Existenzängste und fest sitzende schmerzhafte Emotionen, können aber auch auf Probleme in der Partnerschaft oder mit dem eigenen seelischen Gleichgewicht deuten.

Hüftöffner, Yogastellungen, die gezielt die Beweglichkeit von Hüfte und Becken verbessern, können helfen, diese Blockaden zu lösen, sodass die Energie wieder frei fließen kann.

Bewusstheitsübung

Legen Sie sich mit dem Rücken auf eine bequeme Unterlage und schließen Sie die Augen. Legen Sie beide Hände nebeneinander auf Ihren Unterbauch. Erspüren Sie den Bereich unter Ihren Händen und versuchen Sie, sich Ihr Becken vorzustellen. Wie ist es geformt? Wie sieht sein Aufbau aus? Was für eine Funktion hat es genau?

Stellen Sie sich anschließend aufrecht hin und kippen Sie Ihr Becken abwechselnd nach vorne und hinten. Welche Veränderung nehmen Sie dadurch in Ihrem Rücken und in Ihrem Bauch wahr? Was geschieht jeweils mit Ihren Knien und Ihren Füßen, wenn Sie Ihr Becken nach vorne oder hinten kippen?

Die Aufrichtung des Beckens – vom Vierfüßler zum Zweibeiner

Für eine aufgerichtete Wirbelsäule ist das Becken von entscheidender Bedeutung, denn der aufrechte Gang, der als Schlüsselereignis in der Evolution des Menschen gilt, war verbunden mit einer Verlagerung des Schwerpunkts ins Becken. Dadurch wurde die Wirbelsäule gestützt und die Bauchorgane geschützt. Die Aufrichtung vom Vierfüßler zum Zweibeiner steht und fällt mit der Aufrichtung und Zentrierung des Beckens.

Das Becken ist eine knöcherne Struktur, die tatsächlich ein Becken bildet, in dem die Unterleibsorgane liegen. Es besteht aus:

- zwei Darmbeinschaufeln,
- zwei Sitzbeinhöckern,
- Schambein und
- Kreuzbein sowie
- zwei Kreuzbein-Darmbein-Gelenken (Iliosakralgelenken), einer gelenkigen Verbindung zwischen Darmbein und Kreuzbein.

Da das knöcherne Becken unten offen ist, spricht man auch vom Beckengürtel oder Beckenring.

Durch seine Festigkeit und Stabilität gibt der Beckengürtel dem menschlichen Körper einen sicheren Stand und eine aufrechte Haltung, vorausgesetzt, dass das Becken selbst ebenfalls aufgerichtet ist.

Die Iliosakralgelenke sorgen sowohl für die Stabilität als auch für die Beweglichkeit des Beckens, indem beide Beckenhälften unabhängig voneinander bewegt werden können. Auch wenn die Iliosakralgelenke nur geringfügig beweglich sind, sind sie dennoch für die Federung der Wirbelsäule von großer Bedeutung.

Alle drei Hüftknochen – Darm-, Sitz- und Schambein – treffen in der Hüftgelenkpfanne zusammen und bilden dort mit dem Kopf des Oberschenkelknochens das Hüftgelenk. Das Kugelgelenk in der Hüfte ist nach dem Kniegelenk das zweitgrößte Gelenk im ganzen Körper und eines der beweglichsten. Seine Stabilität entsteht dadurch, dass die Gelenkpfanne den Gelenkkopf stark überdacht und dieser zusätzlich durch Muskeln und Bänder in die Gelenkpfanne gezogen wird.

Muskeln für Stabilität und Beweglichkeit

Der Beckenboden
Der Beckenboden besteht aus mehreren übereinander liegenden Muskelschichten, die von Bindegewebe unterstützt werden und das gesamte Gewicht der Eingeweide tragen. Ein starker Beckenboden, der sich harmonisch anspannen und entspannen kann, ist sowohl für die Stabilität des Beckens als auch für das optimale Funktionieren der von ihm getragenen Organe von enormer Bedeutung.

Lenden-Darmbein-Muskel (Iliopsoas)
Der Lenden-Darmbein-Muskel ist der stärkste Hüftbeuger und bewirkt – gemeinsam mit den Hüftaußenrotatoren – im Hüftgelenk eine Auswärtsdrehung und bringt dadurch die Oberschenkel und Knie in die richtige Position, nämlich leicht nach außen. Zu seinen Aufgaben gehört darüber hinaus die Stabilisierung der Lendenwirbelsäule und der Hüfte. Der Lenden-Darmbein-Muskel ist von entscheidender Bedeutung für die Körperhaltung, denn er verbindet als einziger Muskel den Ober- mit dem Unterkörper.

Hüftaußenrotatoren, Gesäßmuskel und Piriformis
Als Außenrotatoren bezeichnet man eine fächerförmig um das Hüftgelenk angeordnete Muskelgruppe, die für die Außenrotation des Oberschenkels zuständig ist. Die Außenrotatoren sorgen für Standfestigkeit.

Der große Gesäßmuskel (M. gluteus maximus) ist der bekannteste Gesäßmuskel. Er ist der stärkste Muskel im Körper und als Gegenspieler des Lenden-Darmbein-Muskels für die Hüftstreckung zuständig.

Ein birnenförmiger Muskel (M. piriformis) fixiert das Hüftgelenk und trägt dadurch ebenfalls zu seiner Stabilität bei.

Das ausgekippte Becken
Damit der Bewegungsapparat gesund bleibt, ist die Aufrichtung des Beckens von entscheidender Bedeutung. Wie schwierig dies ist, machen all die Menschen deutlich, die mit einem Hohlkreuz zu kämpfen haben. Denn: Durch das unnatürliche Hohlkreuz und die damit verbundene Verkürzung der Lendenmuskulatur wird das Becken nach vorn gekippt, und das hat schwerwiegende Folgen.

Das nach vorn gekippte Becken führt vorne zu einer Überdehnung der Bauchmuskulatur und staucht hinten die Lendenwirbel, während gleichzeitig die Rückenmuskeln permanent zurückziehen. Starke Kreuzschmerzen und Verspannungen sind das Resultat (s. gekreuztes Syndrom S. 26).

Die häufigsten Probleme im Hüftgelenk entstehen dadurch, dass das Gelenk nicht richtig gestreckt und der Oberschenkel nach innen gedreht wird. Der Gelenkkopf des Oberschenkels ist jedoch nur dann in seiner Gelenkpfanne zentriert und damit perfekt ausgerichtet, wenn er von der Gelenkpfanne komplett überdacht wird. Dies ist der Fall, wenn der Oberschenkel leicht nach aussen gedreht wird, und zwar so wie es die entsprechende Muskulatur des Hüftgelenks vorgibt, wenn sie richtig arbeitet. Dreht der Oberschenkel jedoch nach innen, geht nicht nur die Überdachung des Gelenks verloren, sondern es entsteht darüber hinaus eine Fehlbelastung, die langfristig zu Knorpelschäden und Arthrose führt.

Das Hüftgelenk ist als Kugelgelenk dreidimensional beweglich. Bei vielen Menschen ist diese Bewegungsvielfalt eingeschränkt, weil das Gelenk nicht optimal bewegt und genutzt wird.

Ein zu schwacher Beckenboden, dem es an Spannung fehlt, ist der Grund für Inkontinenz und trägt maßgeblich zum unnatürlichen Hohlkreuz bei. Denn nur im angespannten Zustand wird das Steißbein nach unten und vorne gezogen und somit das Becken aufgerichtet. Da die Beckenbodenmukulatur eng mit der Becken-, Bauch-, Gesäß und Rückenmuskulatur sowie den Sitzknochen und den Hüftgelenken verbunden ist, wirkt sich der Spannungszustand der Beckenbodenmuskulatur auch auf den Zustand der übrigen Muskulatur aus. Ein verspannter Beckenboden führt zu Verdauungsstörungen, Hämorrhoiden und schränkt die Bewegungsfreiheit des Beckens ein.

Durch unsere sitzende Lebensweise ist der Lenden-Darmbein-Muskel bei vielen Menschen verspannt und verkürzt. Das Becken ist dann nicht vollständig aufgerichtet und die Hüfte nicht so gut wie möglich gestreckt. Dadurch wird der Rücken ins Hohlkreuz gezogen und die Belastung der Lendenwirbelsäule erhöht sich.

Oft sind die Muskelgruppen der Hüftaußenrotatoren und der Gesäßmuskeln als Gegenspieler zum Lenden-Darmbein-Muskel durch Bewegungsmangel und Fehlbelastungen zu schwach und können daher die Position des Hüftgelenks nicht ausreichend stabilisieren.

Das Hüftgelenk ist dann nicht gut genug zentriert und seine Beweglichkeit eingeschränkt.

Ein durch Fehlbelastung verkürzter Piriformis drückt auf den Ischiasnerv mit den bekannten, äußerst schmerzhafte Folgen.

Das aufgerichtete Becken

Aufrichtung des Beckens: Stellen Sie sich vor, dass Sie den Bauchnabel und das Brustbein wenige Zentimeter nach oben Richtung Kopf ziehen und das Steißbein an einem unsichtbaren Faden nach unten Richtung Fersen. Dies ist sowohl im Stehen als auch im Sitzen möglich. Stellen Sie sich Ihr Becken bildlich als eine offene Schale vor, die auszukippen droht, wenn sie nicht in der horizontalen Balance gehalten wird.

Alternativ können Sie Ihr Becken aufrichten, indem Sie den Beckenboden rhythmisch mit der Atmung an- und entspannen. Bei der Einatmung zieht sich das Zwerchfell zusammen und geht nach unten, dabei wird die Lunge mitgezogen und durch das Vakuum strömt automatisch Luft ein. Hierdurch entsteht Druck auf den Beckenboden, der reflektorisch anspannt. Beim Ausatmen zieht sich die Lunge wieder zusammen und der Beckenboden entspannt. Wenn Sie bewusst atmen, können Sie Ihrem Beckenboden gezielte Impulse geben (mehr dazu im Kapitel Pranayama).

> **Wussten Sie, wie es zum aufrechten Gang der Menschen gekommen ist?**
>
> Der Übergang zum aufrechten Gang ist die auffälligste Veränderung der Anatomie, die bisher in der gesamten Evolutionsbiologie nachgewiesen wurde. Er wurde möglich, weil bereits vor rund 10 Millionen Jahren die Vorfahren der Menschenaffen, die sich bis dahin vorwärts geneigt und vierbeinig über den Äste fortbewegt hatten, nun plötzlich zu einer unter den Ästen hangelnden Fortbewegungsweise übergegangen waren. Dies war durch eine allmählich fortschreitende Umgestaltung von Armen, Beinen und Rumpfskelett möglich geworden. Diese Umgestaltung gilt wiederum als bedeutende Voranpassung für den späteren Übergang zu einer bodenlebenden, zweibeinig-aufrechten Fortbewegungsweise.

Die Aufrichtung des Beckens, Zentrierung des Hüftgelenks, Aktivierung der Außenrotatoren und Gesäßmuskeln sowie die Psoasdehnung können ganz gezielt mit den verschiedenen Yogapositionen erreicht werden, die im Anschluss vorgestellt werden. Gleichzeitig wirken sich diese Übungen auch auf die Beweglichkeit der Iliosakralgelenke aus und schützen so diese empfindlichen Gelenke vor Blockaden und Arthrose.

Übungssequenz Becken und Hüfte

Taube (Eka-Pada-Kapotasana)
Die Taube gehört zu den Hüftöffnern. Sie dehnt intensiv die Vorderseite der Hüfte und die Beine.

HILFSMITTEL: Decke/Kissen, Block

ANLEITUNG: Kommen Sie in den Vierfüßlerstand und verlagern Sie das Gewicht auf das linke Bein.

Heben Sie einatmend das rechte gebeugte Bein und legen Sie das Knie hinter der rechten Hand leicht versetzt nach rechts Richtung Mattenrand ab.

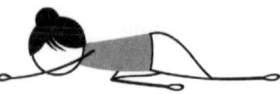

Strecken Sie das linke Bein weit nach hinten, sodass sich die linke Leiste weitet und nach unten sinkt. Der Fußrücken liegt auf der Matte. Gleichzeitig sinkt die rechte Gesäßhälfte Richtung Boden. Achtung: Halten Sie das Becken parallel! Lassen Sie links die Leiste und rechts das Becken immer tiefer sinken.

Neigen Sie sich ausatmend mit lang gestrecktem Oberkörper nach vorne. Winkeln Sie die Arme an und legen Sie die rechte Gesichtshälfte auf die übereinandergelegten Hände.

DAUER: 10 bis 20 Atemzüge; wiederholen Sie dann zur anderen Seite.

MODIFIKATIONEN:
- Legen Sie eine Decke oder ein Kissen unter die Arme.
- Legen Sie einen Block unter die Gesäßhälfte des vorderen Beins, wenn diese zu weit in der Luft hängt.

WIRKUNG: Dehnt die Vorderseite der Hüfte und die Muskulatur an der Vorder- und Außenseite der Beine, regt den Stoffwechsel an.

GEGENANZEIGE: Hüft- und Kniegelenksbeschwerden, schwere Kniegelenksarthrose, akute Beschwerden im unteren Rücken, akuter Bandscheibenvorfall

Baum (Vrksasana)
Der Baum gehört zu den Stehhaltungen und trainiert den Gleichgewichtssinn im Einbeinstand. Er gibt Ihnen darüber hinaus das Gefühl, sich fest im Boden zu verwurzeln.

HILFSMITTEL: Wand

ANLEITUNG: Stellen Sie sich in die Berghaltung (s. S. 29) und legen Sie die Hände in die Taille.

Verlagern Sie das Gewicht auf den rechten Fuß. Gleichzeitig senkt sich die rechte Beckenhälfte nach hinten und unten.

Beugen Sie einatmend das linke Bein und heben Sie es soweit an, bis sich der Oberschenkel parallel zur Matte befindet.

Drehen Sie das linke Bein aus dem Hüftgelenk nach außen und legen Sie den Unterschenkel oberhalb des rechten Knies auf den Oberschenkel.

Heben Sie das Fußgewölbe des rechten Fußes an, indem Sie den Innenknöchel des Fußgelenks nach oben ziehen. Großzehballen, Ferse und die Außenkante des Fußes sind fest auf der Matte verankert.

Führen Sie einatmend die Handflächen vor der Brust zusammen. Lassen Sie die Schultern nach hinten, unten und außen sinken.

Halten Sie den Blick auf einen fixen Punkt am Boden gerichtet, damit Sie leichter die Balance halten können.

DAUER: 3 bis 5 Atemzüge; wiederholen Sie dann die Übung zur anderen Seite.

MODIFIKATIONEN: • Stellen Sie sich im rechten Winkel zu einer Wand auf, damit Sie sich gegebenenfalls abstützen können.

- Stellen Sie den Fuß des Spielbeins an den Innenknöchel des Fußgelenks des Standbeins.

WIRKUNG: Verbessert das Bewusstsein für die Aufrichtung des Beckens, stärkt die rumpfaufrichtende Muskulatur, kräftigt die Muskeln der Füße, der Beine und des Beckenbodens, öffnet die Hüften.

GEGENANZEIGE: Akute Beschwerden in den Hüft- und Kniegelenken oder im unteren Rücken, schwere Gelenkarthrose in den Knien oder Füßen, akuter Bandscheibenvorfall

Krieger II (Virabhadrasana II)
Die Kriegerhaltungen, die oft auch als Heldenposition bezeichnet werden, deuten die Haltung eines Kriegers bzw. Helden an. Sie gehören zu den wichtigsten Stehhaltungen im Yoga. Alle Kriegerhaltungen sind sehr kraftvoll und intensiv. Der Krieger II trainiert unter anderem den Gleichgewichtssinn im Zweibeinstand.

HILFSMITTEL: Block, Wand

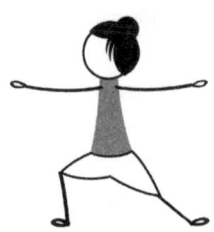

Stellen Sie sich in die Berghaltung (s. S. 29) und springen Sie ausatmend in die Grätsche. Drehen Sie den rechten Fuß nach außen und den linken Fuß 45 Grad nach innen. Beide Oberschenkel sind leicht nach außen gedreht.

Beugen Sie ausatmend das rechte Knie. Achtung: Das Knie befindet sich mittig über dem zweiten Zeh. Verlagern Sie das Gewicht so weit nach unten, bis der Unterschenkel des gebeugten Beins senkrecht zum Boden steht. Achten Sie darauf, dass das Becken aufgerichtet (Steißbein nach unten) und der Bauch nach innen gezogen ist.

Heben Sie einatmend die Arme und strecken Sie sie weit zu beiden Seiten. Die Schultern ziehen weg von den Ohren, die Oberarme sind leicht nach außen, die Unterarme nach innen gedreht. Blicken Sie über den rechten Handrücken zur Seite.

Beide Füße sind aktiv mit nach oben gezogenen Innenknöcheln und fest auf der Matte verankerten Fersen, Großzehballen und Fußaußenkanten.

DAUER:	Beginnen Sie mit 5 Atemzügen und steigern Sie langsam auf 10 Atemzüge; üben Sie anschließend auf der anderen Seite.
MODIFIKATIONEN:	• Legen Sie einen Block unter die Ferse des linken Fußes und schieben Sie fest gegen den Block, den Sie gegebenenfalls längsseitig vor eine Wand legen können.
	• Um die Haltung einfacher zu gestalten, beginnen Sie mit einem engeren Stand und drehen sich dann wie oben beschrieben. Verlagern Sie nun das Gewicht so weit nach unten, bis der Unterschenkel des gebeugten Beins senkrecht zum Boden steht.
WIRKUNG:	Verbessert das Bewusstsein für die Aufrichtung des Beckens, kräftigt die Muskulatur der Füße, Beine und des Beckenbodens, dehnt die Leisten – vor allem den großen Hüftbeuger –, regt den Stoffwechsel an, weitet den Brustkorb und vertieft die Atmung, stärkt Durchhaltevermögen, Kraft und Selbstbewusstsein.
GEGENANZEIGE:	Akute Beschwerden in den Hüft- und Kniegelenken und im unteren Rücken, schwere Gelenkarthrose in den Knien oder Füßen, akuter Bandscheibenvorfall

ÜBUNGEN IM ALLTAG

Richtig Treppen steigen

Richtiges Treppensteigen ist eine gute Übung, um das Bewusstsein für die Integration des Oberschenkelkopfes im Hüftgelenk zu verbessern. Achten Sie darauf, dass die Hüfte des Standbeins abgesenkt bleibt, während sich die Hüfte des angehobenen Beines nach oben bewegt – und nicht umgekehrt!

Schultern – So bleiben Sie stark und beweglich

Die Last auf den Schultern

Probleme im Schulterbereich werden meistens mit seelischer Überlastung assoziiert. Wir sprechen von der Last, die wir auf den Schultern tragen, oder beklagen uns über Pflichten, die wir vielleicht nur widerwillig auf uns genommen haben. Symbolisch bringen wir die Schultern auch mit unserer Vergangenheit in Verbindung, etwa dann, wenn wir einen zu schweren emotionalen Rucksack tragen, weil die Vergangenheit noch nicht aufgearbeitet ist. Wenn uns etwas im „Nacken sitzt" oder auf den Schultern, sind wir emotional belastet und spüren dies häufig anhand körperlicher Symptome.

Auch hier gibt es offensichtlich Wechselwirkungen zwischen körperlichen Erkrankungen und seelischen Problemen. Wir wollen gut funktionieren und möglichst allen Ansprüchen gerecht werden. Dabei spannen wir uns oft so sehr an, dass besonders der empfindliche Schulter- und Nackenbereich schmerzhaft reagiert.

Bewusstheitsübung

Setzen Sie sich aufrecht auf einen Stuhl, schließen Sie die Augen und spüren Sie in sich hinein. Stellen Sie sich vor Ihrem geistigen Auge Ihre Schultern vor. Überlegen Sie, welche Knochen und Muskeln beteiligt sind, wenn Sie Ihre Schultern heben und senken und Ihre Arme über den Kopf strecken!

Bewegen Sie Ihr Schulterblatt und versuchen Sie, es flach auf dem hinteren Teil des Brustkorbs abzulegen. Oder umgekehrt: Lassen Sie Ihre Schulterblätter wie kleine Flügelchen vom Rücken abstehen. Können Sie sich vorstellen, was damit gemeint ist? Spüren Sie Ihre Muskeln dabei? Wie viel wissen Sie bereits über den knöchernen und muskulären Aufbau Ihrer Schultern?

Der Gürtel für die Kraftübertragung

Die Schultern bestehen aus Schultergürtel und Schultergelenk. Der Schultergürtel verbindet über die Schulterblätter und die Schlüsselbeine die Arme mit dem Rumpf und ist verantwortlich für die Kraftübertragung auf die Arme sowie die funktionelle Ausrichtung des Schultergelenks.

Die Schulterblätter sind flache, dreieckige Knochen. Sie liegen flach auf dem hinteren Teil des Brustkorbs auf und dienen der Schultergelenksmuskulatur als knöcherner Ursprung.

Die Schlüsselbeine sind S-förmige Knochen, die auf der einen Seite über die Schultereckgelenke mit den Schulterblättern verbunden sind. Die zwei kleinen Gelenke, die sich auf der anderen Seite zwischen Schlüssel- und Brustbein befinden, stellen die einzige knöcherne Verbindung zwischen Armen und Rumpf dar. Auf dem Rücken sorgen alleine die Muskeln für den Zusammenhalt zwischen Schultergürtel und Rumpf. Ein Teil des Schulterblattes dient als Gelenkpfanne für den Kopf des Oberarmknochens. Gemeinsam bilden sie das Schultergelenk, das als Kugelgelenk eine dreidimensionale Bewegung des Arms ermöglicht.

Übrigens ist das Schultergelenk das beweglichste Kugelgelenk des gesamten Körpers.

So bleibt alles an Ort und Stelle

Die Schultermuskulatur besteht aus einer Vielzahl von Muskeln, die das Schulterblatt und den Oberarm befestigen und beweglich machen. Auf der Vorderseite ist dies vor allem der große Brustmuskel und auf der Rückseite die Zwischenschulterblattmuskulatur.

Besteht ein Ungleichgewicht zwischen der vorderen und rückseitigen Muskulatur (s. gekreuztes Syndrom S. 26), wird das Schulterblatt aus seiner Position nach vorne und dadurch der Rücken in einen Rundrücken gezogen.

Das Schultergelenk ist deshalb so beweglich, weil die Gelenkpfanne sehr klein ist und den Gelenkkopf – anders als beim Hüftgelenk – nicht vollständig umschließt. Stabil wird das Schultergelenk durch die Muskeln der Rotatorenmanschette, die den Gelenkkopf in der Gelenkpfanne zentrieren.

Rundrücken und Co.

Chronische Schmerzen in den Schultern zählten in den letzten Jahren zu den häufigsten orthopädischen Problemen. Dabei können viele Erkrankungen der Schulter durch eine richtige Haltung verhindert bzw. durch gezielte Übungen frühzeitig erfolgreich behandelt werden. Darüber hinaus führen einseitige Belastungen und mangelnde Beanspruchung zu Schmerzen durch Verspannungen.

Die häufigsten Fehlhaltungen sind:
- nach vorne verlagerte Schultern durch Rundrücken und/oder verkürzte Brustmuskeln
- hochgezogene Schultern, bei denen die rückwärtige Muskulatur unter Dauerzug steht und ebenfalls mit der Zeit verkürzt
- zurückgezogene Schultern, die auf der Rückseite zwischen den Schulterblättern zu viel Spannung entstehen lassen.

Darüber hinaus kann es durch die Dezentrierung des Schultergelenks nach vorne zur Sehneneinklemmung beim Hochheben des Arms kommen (Impingement), denn der Raum zwischen dem oberen Teil des Schulterblattes und dem Schultergelenk, in dem die Muskeln und Sehnen der Rotatorenmanschette verlaufen, ist eng begrenzt. Verkalkungen der Sehnen mit späterer Ruptur können die Folge sein. Oft wird auch das Schultergelenk selbst zu wenig bewegt, indem gleich die ganze Schulter in die Bewegung einbezogen wird. Dadurch wird das Schultergelenk langfristig unbeweglich und es kann zu Kalkablagerungen sowie akuten Entzündungen kommen.

> **Wussten Sie schon, dass unter anderem die Position unserer Schulterblätter den aufrechten Gang ermöglicht?**
>
> Im Laufe von Jahrmillionen sind die Schulterblätter von den Seiten des Körpers auf den Rücken gewandert und die ehemaligen Vorderläufe entwickelten sich zu Armen mit multifunktionalen Händen. Gemeinsam mit der Aufrichtung des Beckens wurden so die Voraussetzungen für den aufrechten Gang geschaffen. Jetzt wandern die Schulterblätter durch unsere vorwiegend sitzende Lebensweise von der Mitte des oberen Rückens praktisch wieder zurück nach vorne außen und die Oberarme drehen sich nach innen – mit fatalen Folgen für die Mobilität, die wir uns so mühsam erworben haben. Wollen wir das wirklich?

Zentrierung und Bewegungskoordination als Schlüsselfaktoren

Richtige Bewegungskoordination und die Zentrierung des Schultergelenks sind die Schlüsselfaktoren für gesunde Schultern. Achten Sie also bitte darauf, dass Sie die Schultern konstant nach hinten, unten und außen sinken lassen und dass Ihre Schulterblätter – auch in der Bewegung – flach hinten auf dem Brustkorb aufliegen und nicht wie Flügel seitlich wegstehen. Dies ist allerdings nur dann möglich, wenn weder ein Rundrücken vorliegt, noch Kopf und Schultern nach vorne verlagert sind.

Überprüfen Sie, wann Sie nur Ihr Schultergelenk und wann Sie die ganze Schulter bewegen. Wenn Sie nur das Schultergelenk bewegen wollen, bewegt sich nur der Arm und das Schulterblatt bleibt an seiner Stelle hinten, unten und außen. Wenn Sie die Bewegungen in Ihren Schultergelenken bewusst wahrnehmen, entwickeln Sie mit der Zeit ganz generell ein besseres Gespür für die optimale Koordination.

Grundsätzlich ist es sinnvoll, die Oberarme vor jeder Bewegung, vor allem jedoch bei Bewegungen, die über Kopf ausgeführt werden, zunächst leicht nach außen zu drehen, um die Oberarmknochen im Gelenk zu verankern.

Da die Schulterregion eng mit der Brust- und Halswirbelsäule verbunden ist, sollten diese beiden Bereiche der Wirbelsäule ebenfalls frei beweglich und bestmöglich ausgerichtet sein (s. auch Wirbelsäule und Rücken S. 22). Bei vielen Menschen ist insbesondere die Brustwirbelsäule in ihrer Beweglichkeit stark eingeschränkt, die folglich gezielt mobilisiert werden sollte. Aber auch eine kräftige Brust- und Armmuskulatur hilft, um den Oberkörper, und hier hauptsächlich die Schultern, aus Fehlhaltungen herauszuholen. Achtung: Bleiben Sie nicht so lange in einer einzigen Haltung vor dem PC oder Fernseher sitzen!

Wenn die ganze Wirbelsäule „im Lot" ist, geht es auch den Schultern gut, weil Gewicht und Belastungen dann gleichmäßig verteilt werden. Versuchen Sie deshalb aufrecht zu stehen und zu sitzen! Damit entlasten Sie Ihre Schultern und verleihen sich auch innerlich eine würdevolle Haltung.

Die richtige Ausrichtung der Schultern lernen Sie in fast allen Yogahaltungen. Die folgenden Übungen sind besonders geeignet, um Verspannungen in den Schulten zu lösen sowie die Muskulatur des Schultergürtels sowohl zu kräftigen als auch zu dehnen.

Übungssequenz Schultern

Kamel (Ushtrasana)
Das Kamel gehört zu den Rückbeugen. Da die Wirbelsäule in ihrer gesamten Länge gleichmäßig nach hinten gebeugt wird, ist das Kamel ein idealer Ausgleich für alle sitzenden Tätigkeiten.

HILFSMITTEL: Decke, Stuhl

ANLEITUNG: Kommen Sie in den Kniestand. Schieben Sie das Becken nach vorne und das Steißbein nach unten.

Winkeln Sie die Arme nach hinten ab und legen Sie die Handflächen mit den Fingerspitzen nach unten auf den unteren Rücken rechts und links von der Wirbelsäule.

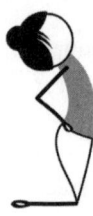

Heben Sie einatmend das Brustbein nach oben, strecken Sie die Leisten und lehnen Sie sich nach hinten zurück. Achtung: Fallen Sie nicht ins Hohlkreuz! Legen Sie den Kopf sanft in den Nacken. Kommen Sie danach zum Ausgleich in die Stellung des Kindes (s. S. 118).

DAUER:	5 Atemzüge
MODIFIKATIONEN:	• Legen Sie eine Decke unter die Knie.
	• Stellen Sie einen Stuhl hinter sich. Die Unterschenkel liegen zur Hälfte unter dem Stuhl zwischen den vorderen Stuhlbeinen. Stützen Sie die Hände auf der Kante der Sitzfläche ab.
WIRKUNG:	Löst Verspannungen in den Schultern und im Rücken, stärkt die Muskulatur des Rückens und der Wirbelsäule, öffnet den Brustkorb, verbessert die Durchblutung aller Organe, erhöht das Lungenvolumen.
GEGENANZEIGE:	Verstopfung, Durchfall, Kopfschmerz, Migräne oder hoher Blutdruck

Tisch (Purvottanasana)
Der Tisch ist eine Stützhaltung, die sehr viel Kraft gibt und vor allem die Haltung des Rückens und der oberen Schulterbereiche verbessert.

HILFSMITTEL:	Keine
ANLEITUNG:	Kommen Sie in die Stabhaltung (s. S. 31) und stellen Sie Ihre Füße hüftgelenkbreit vor dem Becken auf. Stützen Sie die Handflächen hinter dem Rücken schulterbreit auf den Boden; die Fingerspitzen zeigen nach vorne.

Heben Sie mit der Einatmung das Brustbein und schieben Sie das Becken nach vorn und oben bis Sie in die Position eines Tisches kommen.

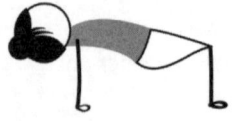

Achtung: Halten Sie die Schultern breit und tief und die Füße und Beine parallel. Halten Sie Hals und Nacken entweder in Verlängerung der Wirbelsäule, oder legen Sie den Kopf sanft in den Nacken.

DAUER:	Lassen Sie ausatmend das Becken wieder auf die Matte sinken.
DAUER:	5 Atemzüge
MODIFIKATION:	Üben Sie den Tisch dynamisch. Lassen Sie dafür das Becken ausatmend nicht ganz bis auf die Matte sinken und drücken Sie es einatmend wieder nach oben.
DAUER:	5 Wiederholungen
WIRKUNG:	Kräftigt und stabilisiert die gesamte haltungsgebende Muskulatur des Schultergürtels, dehnt die Brustmuskulatur und die Leisten, stärkt die rumpfaufrichtende Muskulatur, die Gesäßmuskulatur und die Muskeln an der Rückseite der Oberschenkel, stabilisiert die Halswirbelsäule.
GEGENANZEIGE:	Akute Entzündungen der Hand-, Ellenbogen- oder Schultergelenke

Kuhgesicht (Gomukhasana)

Das Kuhgesicht gehört zu den Sitzhaltungen und verbindet eine intensive Schulterdehnung mit einer Armstreckung. Im Schneidersitz dehnt es gleichzeitig die Hüfte.

HILFSMITTEL:	Block, Gurt
ANLEITUNG:	Setzen Sie sich im Schneidersitz auf einen Block. Richten Sie Becken und Oberkörper auf. Dabei ist die gesamte Wirbelsäule gestreckt!
	Schieben Sie den linken Handrücken von der unteren Wirbelsäule kommend so weit wie möglich nach oben zwischen die Schulterblätter. Heben Sie den rechten Arm und verhaken Sie die Finger der rechten und linken Hand hinter dem Rücken ineinander. Der rechte Oberarm befindet sich parallel zum Kopf; der Ellenbogen zeigt senkrecht nach oben. Achtung: Lassen Sie beide Schultern tief sinken. Halten Sie Hals und Nacken lang, das Kinn parallel zum Boden.
DAUER:	10 bis 15 Atemzüge; wechseln Sie dann die Seite.

MODIFIKATIONEN:	• Wenn Sie die Finger nicht verhaken können, nehmen Sie einen Gurt zur Hilfe, den Sie zwischen den Händen aufspannen. • Wenn es Ihnen möglich ist, legen Sie die Knie übereinander, sodass die Füße rechts und links neben dem Gesäß liegen.
WIRKUNG:	Dehnt Schulter-, Brust- und Armmuskulatur, öffnet die Hüfte.
GEGENANZEIGE:	Starke Schulterschmerzen

ÜBUNGEN IM ALLTAG

So achten Sie auf Ihre Schultern

Machen Sie sich bewusst, wie unschön ein runder Rücken mit nach vorne verlagerten Schultern aussieht und welche Probleme er bereitet. Ob Sie nun am PC sitzen, abspülen, die Haare trocknen oder Zähne putzen: Prüfen Sie, ob Ihre Schultern nach hinten unten und außen ausgerichtet sind, die Schulterblätter flach auf dem hinteren Brustkorb abgelegt. Halten Sie den Nacken lang! Auch, wenn Sie die Hand ausstrecken, um sie jemandem zu reichen: Schieben Sie das Schultergelenk nicht nach vorne, sondern halten Sie es zentriert!

Nacken und Hals – Machen Sie's den Schwänen nach

Der Druck im Nacken

Wenn jemand von sich sagt, dass ihm die Angst im Nacken sitze oder er Druck im Nacken spüre, so weist dies auf eine hohe seelische Belastung hin, die sich oft auch körperlich niederschlägt und dann zu einem steifen oder verspannten Nacken führt.

Wir kennen auch Redewendungen, wie „jemandem den Hals umdrehen" oder „den Hals abschneiden". Ersteres ist eine Drohung, die deutlich macht, wie wichtig der Hals für unsere Lebensfunktionen ist. Ein Halsabschneider ist dagegen jemand, der uns übervorteilen will und damit unsere wirtschaftliche Existenz bedroht.

Wir sehen also: Nacken und Hals verdienen – vor allem aufgrund ihrer Wechselwirkung mit unserer seelischen Verfassung – unsere besondere Aufmerksamkeit.

Bewusstheitsübung

Setzen Sie sich aufrecht auf einen Stuhl und schließen Sie die Augen. Drehen Sie Ihren Kopf langsam abwechselnd nach rechts und nach links. Hören Sie es knacken und ächzen?

Beugen Sie Ihren Kopf nun nach vorne mit dem Kinn Richtung Brustbein und drehen Sie ihn dann langsam im Kreis: über die rechte Seite nach hinten und danach über die linke Seite wieder nach vorne. Hören Sie es jetzt noch mehr knacken und ächzen? Fällt Ihnen diese Übung eher leicht oder eher schwer? Haben Sie das Gefühl, dass Sie an Ihrem Kopf schwer zu tragen haben?

Die Engstelle zwischen Kopf und Rumpf

Nacken und Hals sind komplexe anatomische Gebilde, die aufgrund der Vielzahl ihrer verschiedenen Funktionen auch eine gefährdete Engstelle bilden. Als Nacken wird der rückwärtige Bereich des Halses bezeichnet, der für die Beweglichkeit des Kopfes und zum Teil auch des Oberkörpers zuständig ist. Anatomisch gehören zum Nacken unter anderem die Halswirbelsäule mit ihrer Verbindung zum Hinterkopf (Genick) sowie viele unterschiedliche Muskeln. Durch den Hals verlaufen auf engstem Raum verschiedenste Versorgungskanäle wie Luft- und Speiseröhre, Wirbelsäule und Rückenmark sowie Arterien, Venen, Kehlkopf, Stimmbänder, Nerven und Muskeln.

Die Halswirbelsäule besteht aus sieben Halswirbeln und ist der beweglichste Wirbelsäulenabschnitt. Die beiden dem Schädel am nächsten liegenden Wirbel werden als Atlas („Nicker") und Axis („Dreher") bezeichnet. Der uns aus der griechischen Mythologie bekannte Atlas trug ja nicht weniger als das Himmelsgewölbe. Unser persönliches Himmelsgewölbe bzw. unser individuelles Universum ist in diesem Fall der Kopf, dessen Gewicht nicht ganz unbeträchtlich ist. Gut ausbalanciert kann er jedoch beschwerdefrei seinen Pflichten nachkommen.

Atlas und Axis bilden zusammen mit der Schädelbasis das Kopfgelenk und besitzen funktionsbedingt eine vom üblichen Wirbelaufbau abweichende Bauform. Gemeinsam erlauben sie die Bewegungsfreiheit des Kopfs in alle drei Richtungen. Es folgen fünf weitere Wirbel. Zwischen den einzelnen Wirbeln liegen – wie auch in den anderen Wirbelsäulenbereichen – die Bandscheiben. Die Halswirbelsäule weist beim gesunden Menschen einen Bogen nach vorn auf (s. auch Lordose S. 24).

Die dreidimensionale Beweglichkeit des Nackens erwies sich evolutionsgeschichtlich als Durchbruch, weil sie uns in Kombination mit dem aufrechten Gangs fast einen Rundumblick in die Umgebung ermöglichte. Leider macht ihre Konstruktion sie jedoch anfällig für Verletzungen und Verspannungen, wenn das normalerweise perfekte Zusammenspiel zwischen den verschiedenen Schichten der Hals- und Nackenmuskulatur durch Fehlhaltungen gestört wird.

Wussten Sie schon, was uns vom Frosch unterscheidet?

Weil der Frosch nur einen Halswirbel hat, kann er seinen Kopf nicht drehen, sondern muss seinen ganzen Körper wenden. Daher braucht er auch die oben sitzenden großen Augen für den großen Rundumblick. Vögel dagegen besitzen 14 Halswirbel und können damit ihren Kopf in alle Richtungen bewegen. Sie schlafen sogar mit dem Kopf auf dem Rücken zwischen ihren Flügeln.

Bewegungsfreiheit in alle Richtungen

Die Nackenmuskulatur stellt eine funktionelle Fortführung der Rückenmuskulatur dar und ist für die Drehung, Neigung, Beugung und Streckung des Kopfes verantwortlich. Viele schräg angelegte Muskeln sorgen hier für die Bewegungsfreiheit und Stabilität des Nackens. Dazu kommen die vier Schichten der Halsmuskulatur:
- der Kopfnicker und der Kopfdreher, die uns „Ja" oder „Nein" sagen lassen, indem wir den Kopf beugen oder drehen,
- die Zungenbeinmuskultur,
- die Schlundmuskulatur, mit der wir schlucken können, und
- die tiefe Halsmuskulatur, die die Halswirbelsäule stabilisiert.

Wenn die Haltung verloren geht

Die Halswirbelsäule ist zwar der beweglichste Teil der Wirbelsäule, aber gleichzeitig auch der empfindlichste und damit besonders anfällig für Verstauchungen, Verspannungen und Blockaden, wenn sie sprichwörtlich „die Haltung verliert". Die häufigsten Fehlhaltungen des Kopfes sind der nach vorn oder nach hinten verlagerte Kopf.

Nackenschmerzen entstehen durch Verspannungen und Verkrampfungen der Halsmuskulatur. Die Beschwerden beschränken sich selten auf den Nacken, sondern können bis in den Hinterkopf oder die Schultern und Arme ausstrahlen. Wenn wir lange und unbewegt in einer falschen Position sitzen, stehen oder liegen oder aber Zugluft ausgesetzt sind, kann der Körper mit einer Nackenverspannung oder einem steifen Hals reagieren. Aber auch psychisch belastende Situationen werden gerne mit Nacken- oder Rückenschmerzen quittiert. Darüber hinaus äußern sich Fehlhaltungen oft in Kopfschmerzen.

Wie bereits dargestellt, hat die Wirbelsäule auch im oberen Bereich eine S-Form mit einem leichten Hohlnacken. Wird diese natürliche Krümmung verstärkt, kommt es zu einer Vorverlagerung des Kopfes mit entsprechendem Stress für die Nacken- und Halsmuskulatur. Denn wenn der verhältnismäßig schwere Kopf nach vorn rutscht, müssen die Muskeln wieder zurückziehen, wobei sie sich verspannen.

Durch die Fehlhaltung kann es jedoch auch zu schwerwiegenderen Beschwerden und Funktionsstörungen kommen, wie zum Beispiel Tinnitus, Schnarchen, Arthrose der Wirbelgelenke oder gar zu Störungen der Luft-, Blut- und Nervenversorgung sowie zu Seh- und Hörstörungen. Aber auch Bandscheibenvorfälle sind im Bereich der Halswirbelsäule keine Seltenheit. Die falsche Kopfhaltung kann darüber hinaus die Atmung negativ beeinflussen, was unter anderem wiederum zu Problemen mit den Stimmbändern und zu Heiserkeit führen kann.

Der lange Nacken

Nur der offene, aufgerichtete Nacken garantiert die perfekte Zentrierung des Kopfes über dem Körper. Der Kopf ist dann harmonisch aufgerichtet, wenn der Nacken lang – also nicht verkürzt bzw. nach vorne oder hinten gebeugt – ist, das Kinn parallel zum Boden (kein Doppelkinn!) und die Nase leicht gesenkt. Wie für die Schultern (s. Kapitel Schultern) ist es auch für Hals und Nacken wichtig, dass die Brustwirbelsäule mobilisiert und – aus einer eventuellen Rundrückenhaltung wieder heraus – gestreckt wird.

Die Halsmuskulatur wird bei der Drehung des Kopfes richtig beansprucht, wenn Sie die Brustwirbelsäule in die Kopfdrehung miteinbeziehen und zusätzlich darauf achten, dass sich die Ohren auf einer Linie befinden, also nicht den Kopf während der Drehung Richtung Schulter oder Brustbein neigen!

Neben der Aufrichtung von Nacken und Kopf spielen die Aktivierung und Kräftigung der Halswirbelsäule eine wichtige Rolle bei der Vermeidung von Fehlhaltungen. Die folgenden Übungen helfen, ein

Gespür für die richtige Haltung und Drehung von Kopf und Nacken zu entwickeln und die beteiligte Muskulatur zu dehnen und zu kräftigen.

Übungssequenz Nacken und Hals

Drehsitz (Ardha Matsyendrasana)
Der Drehsitz gehört zu den Twists, also zu den Drehungen der Wirbelsäule, und mobilisiert vor allem den Brustkorb und die Brustwirbelsäule, deren Beweglichkeit verbessert wird. Die Verlängerung und Streckung der Wirbelsäule wirkt dem Rundrücken entgegen.

HILFSMITTEL: Decke

ANLEITUNG: Setzen Sie sich in der Stabhaltung (s. S. 31) mit einem ausgestreckten (links) und einem angewinkelten Bein (rechts) auf Ihre Matte mit einer gefalteten Decke unter dem Gesäß. Durch die Decke wird die Wirbelsäule entlastet und die Aufrichtung fällt leichter.

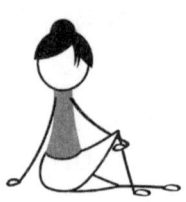

Stellen Sie den Fuß des angewinkelten rechten Beins auf die Innenseite des linken Knies.

Umfassen Sie mit der linken Hand das rechte Knie und führen Sie den rechten Arm nach hinten und setzen Sie die Hand oder die Fingerspitzen auf dem Boden ab.

Drehen Sie sich mit der Einatmung aus dem Brustkorb nach rechts. Folgen Sie mit dem Kopf der Drehung des Brustkorbs. Achten Sie darauf, dass die Ohren auf einer Linie sind und das Kinn parallel zum Boden ist (langer Nacken!).

Heben Sie den Brustkorb an, und richten Sie den Oberkörper vollständig auf. Achtung: Stützen Sie sich nicht auf den rechten Arm, sondern halten Sie sich nur mit der Muskulatur des Oberkörpers aufrecht!

Lassen Sie die Schultern nach hinten, unten und außen sinken.

Schieben Sie das rechte Knie in die linke Hand und ziehen Sie die linke Hüfte etwas nach hinten, damit das Becken parallel bleibt.

DAUER:	30 bis 60 Sekunden; wiederholen Sie die Übung dann zur anderen Seite.
MODIFIKATION:	Keine
WIRKUNG:	Verbessert das Bewusstsein für die richtige Ausrichtung von Schultern und Kopf bei der Drehung des Brustkorbs, verbessert die Beweglichkeit der Wirbelsäule und hilft seitliche Abweichungen der Wirbelsäule zu mindern, mobilisiert den Brustkorb und die Zwischenrippenmuskeln, reguliert und verbessert die Verdauung, hilft bei Blähungen und Reizdarm.
GEGENANZEIGE:	Akute Bandscheibenbeschwerden, akute Entzündungen im Bauchraum, einige Wochen nach Operationen am Rumpf, Hexenschuss

Schulterbrücke (Setu Bandhasana)

Die Schulterbrücke ist sowohl eine Umkehrhaltung als auch eine Rückbeuge und verbindet die positiven Wirkungen beider Haltungen: Sie kräftigt den Rücken und regt den Stoffwechsel an.

HILFSMITTEL:	Block
ANLEITUNG:	Legen Sie sich auf der Matte auf den Rücken; die Arme liegen neben dem Körper. Winkeln Sie die Beine an und stellen Sie die Füße parallel und hüftgelenksbreit auf.
	Mit der Einatmung schieben Sie das Becken nach vorne und oben, bis zwischen Schultern und Knien eine schiefe Ebene entsteht. Halten Sie Schultergürtel und Nacken dabei völlig entspannt.
	Achtung: Beine und Füße bleiben parallel. Aktivieren Sie die Fußgewölbe, indem Sie die Innenknöchel der Fußgelenke nach oben ziehen und Fersen, Fußaußenkanten sowie Großzehballen fest in die Matte drücken.
	Verlassen Sie die Stellung, indem sie die Fersen anheben und den Rücken Wirbel für Wirbel auf der Matte ablegen.

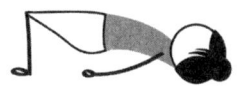

DAUER:	5 bis 10 Atemzüge
MODIFIKATIONEN:	• Klemmen Sie sich einen Block zwischen die Knie, damit diese nicht zusammen- oder auseinanderfallen. • Üben Sie die Brücke dynamisch (10 Zyklen): Mit der Einatmung heben Sie das Becken und führen die Arme hinter den Kopf. Mit der Ausatmung senken Sie das Becken, bringen die Arme wieder seitlich zum Körper, heben gleichzeitig den Kopf und rollen das Kinn Richtung Brustbein.
WIRKUNG:	Entspannt die Schultermuskulatur und dehnt den Nacken, regt den Stoffwechsel an, kräftigt die Muskulatur von Beinen, Gesäß und unterem Rücken, dehnt die Vorderseite der Oberschenkel, die Leisten und die Rumpfvorderseite, verbessert den Blutfluss der Herzkranzgefäße.
GEGENANZEIGE:	Stark erhöhter Blutdruck, erhöhter Augeninnendruck oder Gefahr der Netzhautablösung, Migräne, akute Bandscheibenverletzungen im Bereich der Halswirbelsäule, Entzündungen im Kopfraum

ÜBUNGEN IM ALLTAG

Richtig den Kopf drehen

Üben Sie den Drehsitz beim Autofahren, wenn Sie sich nach hinten umschauen! Bleibt der Oberkörper hauptsächlich nach vorne ausgerichtet, wenn der Kopf nach hinten dreht, belastet man die empfindliche Muskulatur der Halswirbelsäule unnötig. Nutzen Sie daher jede Autofahrt, um sich umzugewöhnen, indem Sie beim Zurückschauen zunächst bewusst die Brustwirbelsäule um ihre eigene Achse drehen, Kopf und Schultern folgen, so wie Sie es im Drehsitz gelernt haben.

Arme und Hände – gut vorbereitet auch für schwere Lasten

Von Macht und Arbeit

Unsere Arme symbolisieren Macht. Wir sprechen vom „langen Arm des Gesetzes" oder davon, jemanden „am ausgestreckten Arm verhungern zu lassen". In vielen Religionen spielen die Arme eine besondere Rolle. So steht der Arm Gottes in der christlichen Liturgie für unumschränkte Herrschaft und göttlichen Willen. Im Hinduismus und im Buddhismus bedeuten die vielen Arme der Göttinnen und Götter Omnipotenz und übermenschliche Fähigkeiten. Genauso stehen die Arme aber auch für Herzlichkeit und Hilfsbereitschaft, wenn es heißt „jemanden mit offenen Armen aufnehmen" oder „jemandem unter die Arme greifen".

Hände hingegen symbolisieren Arbeit: „Hand anlegen" oder „alle Hände voll zu tun haben" heißt es. In anderen Redewendungen verweisen die Hände wie die Arme auf Macht und Hilfsbereitschaft, wenn man davon spricht, dass „mit eiserner Hand" regiert wird oder dass jemandem „eine helfende Hand gereicht wird". Über die Hände sind wir mit dem Herzen verbunden, und so können unsere Taten herzlich sein oder herzlos, je nach der Herzensqualität ihres Besitzers. Wir können mit unseren Händen sogar sprechen wie in der Gebärdensprache! Durch Gesten unterstreichen wir oft unsere gesprochenen Worte und drücken unsere Gefühle aus. So wird zum Beispiel mit der geballten Faust gedroht. Im alten Rom richtete der Kaiser mit dem erhobenen oder nach unten zeigenden Daumen über Leben und Tod.

Ohne Arme und Hände sind wir als Menschen nicht mehr handlungsfähig. Wir brauchen sie täglich und für alles. Aber machen wir uns jemals Gedanken darüber, wie unsere Arme und Hände funktionieren?

Bewusstheitsübung

Setzen Sie sich aufrecht auf einen Stuhl, schließen Sie die Augen und halten Sie die Hände auf Brusthöhe vor sich. Bewegen Sie nun zuerst Ihre Finger, schließen Sie dann die ganze Hand zu einer Faust und öffnen Sie die Hand wieder. Lassen Sie danach die Hände in beide Richtungen kreisen. Spreizen Sie anschließend die Finger. Versuchen Sie nun sich vorzustellen, wie viele Knochen, Gelenke und Muskeln an den Bewegungen Ihrer Hand beteiligt sind.

Und nun die Arme! Sie sitzen immer noch auf dem Stuhl: Umarmen Sie sich selbst, wiegen Sie sich selbst sanft in Ihren Armen und sagen Sie sich, dass Sie ein wunderbarer Mensch sind und hervorragend für sich sorgen können. Tut das nicht gut? Ohne Ihre Arme und Ihre Hände und die sie verbindenden Muskeln, Bänder und Gelenke könnten Sie das nicht!

Von den Vorderbeinen zum Greifwerkzeug
Unsere Arme sind die evolutionäre Weiterentwicklung der Vorderbeine der Tiere zum Greifwerkzeug. Gleichzeitig stabilisieren sie unseren aufrechten Gang, indem sie beim Gehen und Laufen die Verschraubung von Rumpf und Becken durch ihre alternierenden Pendelbewegungen unterstützen. Unsere Arme sind nur so beweglich, kraftvoll und flexibel, weil das Schultergelenk eine besondere Konstruktion hat (s. S. 42).

Das Ellenbogengelenk, das den Arm beugen und strecken sowie die Hand drehen kann, ist ganz wesentlich daran beteiligt, wenn Sie sich selbst – oder andere – umarmen, denn es ermöglicht die dreidimensionalen Bewegungen der Arme.

Die Hand- und Fingergelenke verbinden die 27 Knochen der Hand und wirken mit der Unterstützung von 33 Muskeln gemeinsam als funktionelle Einheit, die die Beweglichkeit der Hände und Finger ermöglicht. Belastbar werden die Hände vor allem durch ihre Gewölbekonstruktion.

> **Wussten Sie, wie viele Knochen unser Skelett hat?**
>
> Es ist aus insgesamt 206 Knochen zusammengesetzt. 54 davon befinden sich in unseren beiden Händen. Unsere Füße verfügen gemeinsam über 52 Knochen. Das bedeutet, dass alleine in unseren Händen und Füßen über die Hälfte all unserer Knochen „untergebracht" ist.

Im Gegensatz zu vielen anderen Tieren können wir – wie die Menschenaffen – unseren Daumen den Fingern gegenüberstellen, wodurch eine präzise, feinkoordinierte und dennoch kraftvolle Greiffunktion erst möglich wird. Darüber hinaus garantieren die Muskeln und Bänder der Hand den Aufbau und die Aufrechterhaltung des Gewölbes, das auf der knöchernen Ebene durch die keilförmige Struktur der Handwurzelknochen angelegt ist.

Strecken und beugen ohne Ende

Als Armmuskulatur werden die Skelettmuskeln bezeichnet, die die Muskelmasse des Ober- und Unterarms bilden. Zu den vier Oberarmmuskeln gehören u. a. der Bizeps als Beugemuskel und der Trizeps als Streckmuskel.

Alle Oberarmmuskeln stehen in enger anatomischer Verbindung zum Oberarmkopf und wirken auf Schulter- und oder Ellenbogengelenk. Zusammen mit der Rumpfmuskulatur bewegen sie die Arme in alle Richtungen.

Bei den zahlreichen Muskeln des Unterarms handelt es sich sage und schreibe um 19 Stück, deren Namen allesamt sehr exotisch klingen – wie zum Beispiel „Musculus extensor carpi radialis brevis".

Auch die Unterarmmuskeln werden in Beuge- (Flexoren) und Streckmuskeln (Extensoren) eingeteilt und bewegen nicht nur den Unterarm im Ellenbogengelenk und die Hand im Handgelenk, sondern auch die Finger.

Wenn der Arm den Befehl verweigert

Immer mehr Menschen klagen über Schmerzen in den Armen, die dazu führen, dass sich bestimmte Bewegungen des Arms oder beider Arme nicht mehr ausführen lassen, obwohl der Arm nicht – zum Beispiel durch einen Schlaganfall – gelähmt ist. Der Arm verweigert sich einfach dem Befehl seines Besitzers und wenn dieser versucht, die Bewegung zu erzwingen, ist das meist sehr schmerzhaft. Solche Bewegungseinschränkungen stellen ein großes Handicap dar, vor allem weil sie häufig chronisch sind.

Eine der Ursachen können verspannte und dadurch zu kurze Muskeln sein, die den Arm „festhalten" und damit seine freie Bewegung verhindern; das kann zum Beispiel den großen Rückenmuskel oder den großen Brustmuskel betreffen.

Auch bei Schmerzen im Ellenbogen wie zum Beispiel dem sogenannten Tennisarm findet man Verspannungen in der Muskulatur und im Bindegewebe, die am Ellenbogen besonders häufig sind, da hier viele Muskeln ansetzen.

Oft sind diese Schmerzen die Folge von Fehlhaltungen, die in der Schulter beginnen und sich auf Arme und Hände auswirken. Die vorgebeugte Haltung mit den nach oben und vorn gezogenen Schultern erschwert vor allem die Bewegung der Arme nach oben und hinten. Die Hohlkreuzhaltung mit nach hinten und gleichzeitig nach oben gezogenen Schultern erschwert nicht nur die Bewegung der Schulter, sondern auch die des ausgestreckten Arms nach vorn oder zur Seite. Häufig rühren Beschwerden an Schultern, Armen und Händen auch daher, dass im Alltag der Schultergürtel, die Wirbelsäule und der übrige Körper bei den Arm-Hand-Bewegungen nicht einbezogen werden, wodurch die großen und damit kräftigsten Muskeln aus der Bewegung ausgeschlossen und die kleineren Muskeln an den Armen und Händen überfordert werden. Werden nur die Armmuskeln und nicht die Schultergürtel- und Rumpfmuskeln bewegt, bleibt der Rumpf starr. Schmerzen in den Fingern und Unterarmen können ebenso durch falsche Beanspruchung entstehen, wenn Finger und Hände zu fest zudrücken und die beteiligte Muskulatur überstrapaziert wird.

Ein weiteres Phänomen ist der so genannten Mausarm: Die Computermaus wird fest umklammert und nur aus dem Hand- oder Schultergelenk bewegt, nicht aber aus dem Schultergürtel oder dem ganzen Körper.

Der gesunde Arm wird von vielen Schultergürtel- und Rumpfmuskeln bewegt, die bis zum Kreuzbein hinunter reichen. Sind diese großen Schulter- und Körpermuskeln aber durch Fehlhaltungen dauerkontrahiert, sind sie in ihren Funktionen beeinträchtigt. Das führt dazu, das ganz normale Armbewegungen mit der Zeit nur noch sehr schmerzhaft bis gar nicht mehr ausgeführt werden können. Wenn zudem die Oberarme und die Schultern bei jeder Bewegung schmerzen, wird vermehrt aus den Unterarmen und den Händen agiert, die dann ihrerseits mit Schmerzen auf die Überforderung reagieren.

> **Wussten Sie schon, was Sie vom Affen unterscheidet?**
>
> Anders als andere Affen können die Menschen ihre Hände zu Fäusten ballen, was ihnen ermöglicht, die Hand als effektives Schlagwerkzeug, zum Beispiel zum Boxen, zu benutzen, ohne die Finger einem allzu hohen Verletzungsrisiko auszusetzen.

Am Anfang war die Spirale

Es gehört zu den Verdiensten der Spiraldynamik, auf die spiralige Struktur unseres Körpers sowohl auf der Skelett- als auch auf der Muskulaturebene hingewiesen zu haben. Die Arme und Hände sind nur dann korrekt ausgerichtet und belastbar wie zum Beispiel im Vierfüßlerstand oder im Liegestütz, wenn die Oberarme im Gelenk verankert, also leicht nach außen gedreht und die Unterarme nach innen gegengedreht sind. Wenn Sie beim Liegestütz bleiben, erreichen Sie die Innenrotation der Unterarme, indem Sie die Daumenballen und die Kleinfingerkante zusammen mit den Fingerkuppen und den Handwurzelballen fest auf den Boden pressen. Gleichzeitig aktivieren Sie so die Handgewölbe und schützen Ihre Handgelenke.

Zugegeben, Sie laufen höchstwahrscheinlich selten auf allen Vieren herum, aber dieselbe Bewegungskoordination in den Schultern und den Armen ist gefragt, wenn sie zum Beispiel rechts und links eine schwere Einkaufstasche tragen.

Achten Sie zudem darauf, dass Sie beim Arbeiten mit den Händen die Bewegungen körpernah ausführen, das heißt, das die Arme eher am Körper anliegen und nicht vom Körper weggeführt werden. Dadurch wird die Rumpf- und Schultergürtelmuskulatur besser in die Bewegungsabläufe integriert.

Das gleiche gilt auch für das Heben und Tragen von Lasten. Halten Sie Ihre Oberarme nah am Körper, mit leicht nach außen gedrehten Oberarmen, wenn Sie schwere Lasten heben und tragen. Achten Sie gleichzeitig darauf, dass die Ellenbogen möglichst nah am Körper und die Schulterblätter flach auf dem hinteren Brustkorb anliegen. Dies kommt nicht nur Ihrer Schultermuskulatur, sondern auch Ihrer Bauch- und Rückenmuskulatur zugute! Wenn Sie dann noch beim Anheben der Last ausatmen und gleichzeitig Ihren Beckenboden aktivieren, sind Sie auf der sicheren Seite!

Mit den folgenden Yogaübungen möchte ich zwei Fliegen mit einer Klappe schlagen: Ihr Bewusstsein für die richtige Ausrichtung von Schultern, Armen und Händen wird geschärft und die Muskulatur sowohl gekräftigt als auch gedehnt!

Übungssequenz Arme und Hände

Nach unten schauender Hund (Adho Mukha Svanasana)
Der Nach unten schauende Hund ist die wohl meist geübte Yogahaltung, und dies nicht zu Unrecht! Er gehört zu den Umkehrhaltungen und dehnt intensiv die Wirbelsäule. Daher ist er auch besonders bei Rückenproblemen zu empfehlen.

HILFSMITTEL:	2 Blöcke
ANLEITUNG:	Kommen Sie auf Ihrer Matte in den Vierfüßlerstand. Die Handgelenke sind senkrecht unter den Schultergelenken und die Knie aus ihrer Position unterhalb der Hüftgelenke etwas nach hinten versetzt. Stellen Sie die Zehen auf.

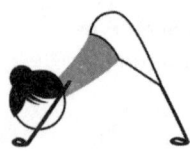

Die Hände sind leicht gewölbt, der Druck lastet vor allem auf den Handwurzeln, der Kleinfingerkante, den Fingerkuppen und dem Daumenballen. Die Finger sind gespreizt; die Mittelfinger zeigen geradeaus. Der Oberarm ist nach außen gedreht und der Unterarm nach innen in Richtung Daumen. Legen Sie die Schulterblätter flach und breit am Brustkorb an, sodass sie weit nach außen gleiten.

Mit der Ausatmung heben Sie die Knie und schieben das Gesäß soweit wie möglich in einem spitz zulaufenden Winkel nach oben. Strecken Sie gleichzeitig die Beine und drücken Sie die Fersen Richtung Matte. Heben Sie die inneren Fußgewölbe.

Lassen Sie den Kopf entspannt zwischen den Armen hängen.

DAUER:	5 bis 15 Atemzüge
MODIFIKATIONEN:	• Legen Sie die Hände auf Blöcke (reduziert den Druck auf Arme und Handgelenke).
	• Verlagern Sie einatmend das Gewicht auf den rechten Fuß, und heben Sie das linke Bein, sodass Arme, Rücken und Bein eine Linie bilden.
WIRKUNG:	Verbessert das Bewusstsein für die richtige Ausrichtung von Schultern, Armen und Händen, kräftigt die Schultermuskulatur, dehnt die Brustmuskulatur und die Achselhöhlen, entlastet die untere Wirbelsäule und die Halswirbelsäule, dehnt die Rückseiten der Beine, kräftigt die Atmung. Achtung: Nicht vor dem Schlafengehen praktizieren, da diese Haltung sehr energetisierend wirkt!
GEGENANZEIGE:	Unbehandelter, stark erhöhter Blutdruck, erhöhter Augeninnendruck und Gefahr der Netzhautab-

lösung, arterielle Verschlusskrankheiten und Emboliegefahr, Migräne und starke Kopfschmerzen, fieberhafte Infekte und Entzündungen der Nasennebenhöhen, der Zähne oder der Ohren, entzündliche Prozesse in den Schulter-, Ellenbogen- oder Handgelenken

Brett (Chaturanga Dandasana)

Das Brett ist eine Stützhaltung und kräftigt intensiv den ganzen Körper. Es ist gut für Anfänger geeignet, um schnell Kraft aufzubauen.

HILFSMITTEL: 2 Blöcke

ANLEITUNG: Beginnen Sie im Vierfüßlerstand. Achten Sie darauf, dass sich die Kniegelenke etwa 10 Zentimeter hinter den Hüftgelenken befinden. Beugen Sie die Arme und legen Sie die Unterarme auf die Matte.

Ziehen Sie Ihren Bauch nach innen, lösen Sie ausatmend die Knie von der Matte, und stellen Sie die Füße nacheinander zurück: Der Körper ist nun diagonal wie ein schräges Brett ausgerichtet.

Achtung: Die Schultern ziehen in den Rücken, Richtung Becken und nach außen, sodass die Schulterblätter flach und breit auf dem Brustkorb abgelegt und die Schultergelenke zentriert sind. Gleichzeitig drehen die Oberarme leicht auswärts. Strecken Sie sich von den Fußsohlen bis zum Scheitel. Der Rücken darf nicht durchhängen!

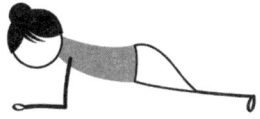

MODIFIKATION: Lassen Sie die Arme gestreckt und stützen Sie die Hände auf die Matte oder auf Blöcke. Achtung: Die Handgewölbe sind aktiviert. Drücken Sie also die Handwurzel, die Kleinfingerkante, den Daumen-

	ballen und die Fingerkuppen fest auf die Matte bzw. die Blöcke.
DAUER:	3 bis 7 Atemzüge
WIRKUNG:	Verbessert das Bewusstsein für die richtige Ausrichtung von Schultern, Armen und Händen, kräftigt die gesamte Muskulatur des Körpers (außer im Gesicht), verbessert die Haltung des Schultergürtels, regt den Stoffwechsel an, vertieft die Atmung, stärkt Durchhaltevermögen und Kraft.
GEGENANZEIGE:	Akute Beschwerden in den Schultern, den Armen und im unteren Rücken, akuter Bandscheibenvorfall, fortgeschrittene Schwangerschaft

Seitstütz (Vasisthasana)

Der Seitstütz hat dieselbe Wirkung wie das Brett, aktiviert zusätzlich jedoch intensiver die schräge Bauchmuskulatur.

HILFSMITTEL:	Keine
ANLEITUNG:	Legen Sie sich auf die rechte Seite und legen Sie den rechten Unterarm im rechten Winkel zum Körper auf die Matte, den Ellenbogen senkrecht unter der Schulter aufgestellt. Drücken Sie sich mit dem rechten Unterarm von der Matte ab und heben Sie gleichzeitig das Becken.

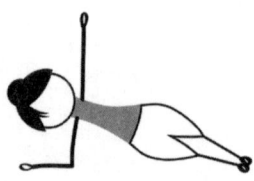

Führen Sie den linken Arm nach oben. Um die Oberarme im Gelenk zu zentrieren, drehen Sie sie leicht nach außen! Achtung: Die Schultern ziehen in den Rücken, Richtung Becken und nach außen, sodass die Schulterblätter flach und breit auf dem Brustkorb abgelegt und die Schultergelenke zentriert sind.

Die Beine sind gestreckt und liegen übereinander. Die Füße sind angezogen. Achtung: Der Po soll nicht durchhängen!

DAUER:	3 bis 7 Atemzüge; wiederholen Sie die Übung auf der anderen Seite.
MODIFIKATIONEN:	• Beginnen Sie wie oben beschrieben und beugen Sie dann den rechten Unterschenkel an, bis er sich

im rechten Winkel zum Oberschenkel befindet, bevor Sie sich auf dem rechten Unterarm abstützen. Rechtes Knie und Unterschenkel bleiben auf dem Boden, wenn Sie das Becken anheben.

- Beginnen Sie wie oben beschrieben, stützen Sie jedoch die rechte Hand senkrecht unter der Schulter auf. Achtung: Das rechte Handgewölbe ist aktiviert. Drücken Sie also die Handwurzel, die Kleinfingerkante, den Daumenballen und die Fingerkuppen fest auf die Matte.

WIRKUNG: Verbessert das Bewusstsein für die richtige Ausrichtung von Schultern, Armen und Händen, kräftigt die gesamte Muskulatur des Körpers (außer im Gesicht), kräftigt vor allem auch die seitliche Bauchmuskulatur, verbessert die Haltung des Schultergürtels, regt den Stoffwechsel an, vertieft die Atmung, stärkt Durchhaltevermögen und Kraft. Achtung: Nicht vor dem Schlafengehen üben!

GEGENANZEIGE: Akute Beschwerden in den Schultern, den Armen und im unteren Rücken, akuter Bandscheibenvorfall

---

ÜBUNGEN IM ALLTAG

Richtig tragen

Ob Sie nun einseitig eine Schultertasche oder in beiden Händen je eine Einkaufstasche tragen: Achten Sie darauf, dass die Schultern nach hinten, unten, außen sinken, sodass die Schulterblätter flach auf dem hinteren Brustkorb abgelegt sind. Heben Sie auf keinen Fall eine Schulter hoch! Wenn Sie dann noch den Oberarm leicht nach außen drehen (der Oberarmkopf wird so im Schultergelenk zentriert) und den Unterarm leicht nach innen rotieren, sind Sie bereit, auch schwere Lasten zu tragen, ohne dass Ihre Schultern und Arme überlastet werden!

Knie – Lassen Sie sich nicht länger beugen

Was uns ein Kniefall zu sagen hat

Symbolisch stehen unsere Knie für Kraft, Anpassungsfähigkeit und Dynamik. Die Beweglichkeit des Knies kann uns darauf hinweisen, ob jemand mit den Belastungen des Lebens eher dynamisch oder starr umgeht. Wenn die Lebenslast unerträglich wird, spricht man davon, dass ein Mensch vom Schicksal „in die Knie gezwungen" wird. Die Haltung des Knies symbolisiert Demut, Ehrerbietung oder Unterwerfung. Jemand geht entweder freiwillig „in die Knie" oder „auf die Knie" wie beim Beten oder er wird „auf die Knie gezwungen".

Das Knie ist übrigens der einzige Körperteil, von dem ein Verb, nämlich knien, abgeleitet wird, das eine Körperhaltung und die damit verbundene Emotion des Knienden beschreibt. Keine andere Körperhaltung hätte je so enorme politische Bedeutung haben können wie der Kniefall Willi Brandts von Warschau am 7. Dezember 1970 am Ehrenmal der Helden des Ghettos. Nachdem er dort vor der Unterzeichnung des Warschauer Vertrags zwischen Polen und der Bundesrepublik Deutschland einen Kranz niedergelegt hatte, blieb er nicht einfach wie sonst üblich stehen, sondern sank auf die Knie. Diese Demutsgeste wurde in aller Welt als Symbol der Bitte um Vergebung für die deutschen Verbrechen des Zweiten Weltkriegs wahrgenommen.

Bewusstheitsübung

Legen Sie sich eine gefaltete Decke unter die Knie und kommen Sie in den Kniestand. Wie nehmen Sie Ihre Knie wahr? Spüren Sie einen unangenehmen Druck auf den Kniescheiben, haben Sie Schmerzen in den Knien oder fällt Ihnen diese Position eher leicht? Löst diese Haltung Emotionen bei Ihnen aus und wenn ja, welche?

Lassen Sie nun den Po auf die Fersen sinken, legen Sie die Hände auf die Knie und schließen Sie die Augen. Tasten Sie mir Ihren Händen die Knie ab und versuchen Sie dann, sich Ihre Knie von innen vorzustellen: Wie ist das Gelenk aufgebaut, können Sie die Knochen ertasten, die durch das Kniegelenk zusammengeführt werden? Wie fühlt sich die Kniescheibe an?

Das Gelenk zwischen Ober- und Unterschenkel

Die Knie sind das Gelenk, das Unter- und Oberschenkel miteinander verbindet. Je nachdem, wie flexibel sie sind, ermöglichen unsere

Knie uns, dass wir laufen, rennen, Fußball spielen, springen und tanzen können.

Das Kniegelenk ist das größte Gelenk des menschlichen Körpers. Es ist nicht nur ein Scharniergelenk, mit dem Sie die Beine beugen und strecken können, sondern ein komplexes dreidimensionales Drehscharniergelenk, das Ihnen ebenso ermöglicht, die Unterschenkel leicht nach innen und außen zu drehen. Es besteht aus dem unteren Ende des Oberschenkelknochens und oberen Ende des Schienbeins. Durch den Gelenkknorpel, der sich an den Enden der Knochen befindet und die gesamte Gelenkfläche überzieht, ist an den Kontaktflächen eine schmerzfreie und ungestörte Beweglichkeit garantiert.

Auf der Rückseite des Kniegelenks befindet sich die Kniekehle, durch die wichtige Blutgefäße und Nerven verlaufen. Auf der Vorderseite liegt die Kniescheibe, eine dreieckige nach vorne gewölbte Knochenplatte. Bei Beuge- und Streckbewegungen des Kniegelenks wandert die Kniescheibe auf und ab.

Im Inneren des Knies, und zwar auf dem Plateau des Schienbeinknochens, liegen die Menisken als halbmondförmige Faserknorpelschichten an den Gelenkrändern. Sie haben folgende Funktionen:

- Sie dienen als Puffer zwischen den Knorpelflächen des Oberschenkel- und Schienbeinknochens und gleichen Unebenheiten aus.
- Sie verteilen die Druckbelastung im Knie auf das gesamte Gelenk.
- Sie stabilisieren die Drehung des Knies.

Da der Innenmeniskus mit dem inneren Seitenband des Knies verwachsen ist, ist er unbeweglicher und kann bei Fehlstellungen des Knies leichter reißen.

Die Gesundheit des Knies hängt wegen der langen Hebelarme von Ober- und Unterschenkel ganz wesentlich von der richtigen Bewegungssteuerung in der Hüfte und im Fuß ab, da das Knie bei dysfunktionaler Belastung von oben oder unten in Fehlhaltungen gezwungen wird.

Masse mit Klasse

Wichtige Muskelgruppen bzw. Muskeln für das Kniegelenk sind:
- die Muskulatur an der Oberschenkelrückseite (ischiocrurale Muskulatur, im Yoga meistens „Hamstrings" genannt)

- der 4-köpfige Oberschenkelmuskel (M. Quadriceps fermoris)
- der Schneidermuskel (M. sartorius)

Die Hamstrings, die als Beuger funktionieren, üben einen großen Einfluss auf unsere Körperhaltung aus und garantieren – bei optimalen Kraft- und Längenverhältnissen – Schmerzfreiheit im Rücken und den Beinen.

Der 4-köpfige Oberschenkelmuskel hingegen fungiert als einziger Strecker des Kniegelenks und ist in Bezug auf seine Masse der größte Muskel des Körpers.

Der Schneidermuskel (M. sartorius) wiederum ist der längste Muskel des Körpers und steuert die Bewegung in Hüft- und Kniegelenk, wobei er den Oberschenkel nach außen und den Unterschenkel nach innen dreht. Wenn Sie das nächste Mal im Schneidersitz sitzen, denken Sie an den gleichnamigen Muskel. Ihn brauchen Sie für diese Haltung.

Durch seine knöcherne Konstruktion ist das Knie eher instabil und wird deshalb durch zahlreiche Bänder gesichert. Sie verstärken damit die Gelenkkapsel (bindegewebige Hülle eines Gelenks), in deren äußerer Schicht sie verlaufen. Neben der vorderen, hinteren und seitlichen Bandsicherung sorgen die Kreuzbänder, die Ober- und Unterschenkel miteinander verbinden, im inneren des Knies für die zentrale Absicherung des Gelenks. Sie werden als Kreuzbänder bezeichnet, weil sie sich in ihrem Verlauf überkreuzen.

Wieso es zum Verschleiß kommt

Das Kniegelenk ist sehr komplex und damit störanfällig. Bestehen Störungen, die zum Beispiel durch Fehlhaltungen und Fehlbelastungen ausgelöst werden, über einen längeren Zeitraum, kann dies zu Gelenkverschleiß (Arthrose) führen. Ursächlich für eine solche Arthrose ist zumeist eine Überlastung des Gelenkknorpels, in deren Folge der Knorpel ausdünnt, faserig und rau wird. Die Reibung zwischen den Gelenkknochen nimmt dementsprechend zu und die Gefahr von Entzündungen im Gelenk steigt.

Jährlich werden in Deutschland rund 150.000 Kniegelenke eingesetzt, weil konventionelle Therapiemethoden ausgereizt sind und die Patienten unter chronischen Schmerzen leiden. Nicht immer sind Knieoperationen erfolgreich, und es ist daher umso wichtiger, frühzeitig Verschleißerscheinungen vorzubeugen.

Wussten Sie schon, dass man Knorpel züchten kann?

Zur Behandlung der Kniegelenke wurde ein neuartiges Operationsverfahren entwickelt, bei dem Knorpelschäden mittels körpereigener Zellen repariert werden. Hierfür wird zunächst ein Stückchen Knorpelgewebe entnommen, um es für sechs bis acht Wochen in einem Speziallabor zu vermehren. Dieses körpereigene Gewebe wird anschließend an der Stelle des Knorpelschadens wieder eingepflanzt. Nach sechs Wochen ist das Knie bereits wieder voll belastbar!

Zu den klassischen Fehlstellungen des Knies gehören X- und O-Beine. X-Beine bedeuten auseinanderklaffende Kniegelenke auf der Innenseite des Knies und Knorpelabrieb auf der Außenseite. Bei O-Beinen ist es umgekehrt. Das Resultat ist in beiden Fällen das gleiche: Knorpelschäden, die zuerst Entzündungen und später Arthrose auslösen, denn nur bei geraden, unverdrehten Kniegelenken verteilt sich die Belastung gleichmäßig auf die gesamte Gelenkfläche.

Auch der 4-köpfige Oberschenkelmuskel, der die Kniescheibe zentriert, sowie die Bänder, die das Knie rundherum stützen, werden durch Fehlstellungen, kombiniert mit falschen Bewegungen, aus ihrer optimalen Verlaufslinie gedrängt und reagieren mit Verkürzung bzw. Überdehnung. Wird die Kniescheibe vom Oberschenkelmuskel nicht mehr korrekt geführt, verliert der Gelenkknorpel auf der Rückseite seine Elastizität, wird rissig und spröde und die Schutzschicht des Knochens wird abgerieben.

Das gleiche geschieht auf der Rückseite des Oberschenkels. Bei überwiegend sitzender Tätigkeit neigen die Hamstrings zur Verkürzung, da sie in ihrer Kraft und Flexibilität kaum beansprucht werden. Zahlreiche Haltungsschwächen können durch fehlende Kraft in dieser Muskelgruppe erklärt werden. Auf der anderen Seite können gerade auch Knieschmerzen durch ein gezieltes Training der Hamstrings positiv beeinflusst werden.

Beim Schneidermuskel ist es ein Schleimbeutel, der sich an seinem Ansatz am Kniegelenk befindet und bei chronischer Überbelastung zum Beispiel durch Joggen oder Brustschwimmen entzünden kann und dann sehr schmerzhaft reagiert. Wird die Entzündung nicht rechtzeitig erkannt und behandelt, kann sie chronisch werden.

Auf die Hüfte und die Füße kommt es an

Sie ahnen es bereits: auf die richtige Haltung und die bestmögliche Bewegungskoordination kommt es an! Da die Knie mit dem Hüftgelenk, den Ober- und Unterschenkeln sowie den Füßen eine funktionelle Einheit bilden, wird ihre Stellung maßgeblich von der Hüfte und den Füßen festgelegt. Werden die Hüfte und die Füße anatomisch korrekt ausgerichtet und bewegt, zeigen die Kniescheiben exakt nach vorne (s. Kapitel Becken und Hüfte sowie Kapitel Füße). X- und O-Beine sind also kein unabwendbares Schicksal, sondern können verändert werden.

Die Ausrichtung des Beins hat darüber hinaus auch gravierende Auswirkung auf die Menisken. Fehlhaltungen wie zum Beispiel ein nach innen oder außen fallendes Knie, bei dem die Kniescheibe nicht mehr zentriert ist, führen zu ungünstigen Verschiebungen der Menisken, die dadurch übermäßig belastet werden. Somit kommt es zu einer Gefährdung des Kniegelenks.

Da die Stellung der Hüfte und der Füße eine zentrale Rolle bei der Gesunderhaltung der Knie spielt, bedeutet dies konkret, dass Sie für Ihre Knie nicht unbedingt gezielte Einzelübungen machen müssen, sondern im wesentlichen „nur" darauf achten müssen, dass Sie Hüfte und Füße optimal bewegen und belasten (s. Kapitel Becken und Hüfte sowie Kapitel Füße).

Konzentrieren Sie sich vor allem darauf, dass Ihr Becken aufgerichtet ist, dass Sie also nicht ins Hohlkreuz fallen und Ihre Füße beim Gehen geradeaus zeigen und nicht – wie man so oft feststellen kann – nach außen drehen. Mitunter sieht man beim Gehen auch einen nach außen oder geradeaus gerichteten Fuß, während der andere leicht nach innen rotiert. In beiden Fällen, also mit nach außen oder nach innen positionierten Füßen, wird die Kniescheibe mitverdreht. Sie zeigt dann ebenfalls nicht mehr gerade nach vorne mit den oben beschriebenen Folgen. Da sich die Drehrichtungen von Ober- und Unterschenkel im Kniegelenk treffen, ist es überaus wichtig, die Außendrehung des Oberschenkels und die Innendrehung des Unterschenkels zu beachten. Die Innendrehung des Unterschenkels erreichen Sie dadurch, dass Sie den Fuß richtig, das heißt, mit Betonung auf dem Großzehballen und der Außenferse, belasten. Stimmt die Rotationsrichtung, zeigen die Kniescheiben geradeaus. Und wenn Sie dann noch die Knie nicht zu weit nach hinten durchdrücken, also nicht „überstrecken" ist alles gut!

Die anschließenden Yogaübungen zeigen, wie Sie Ihr Gespür für die korrekte Ausrichtung der Knie, der Hüften und der Füße verbessern können. Gleichzeitig lernen Sie durch diese Übungen, bewusst den Funktionszusammenhang zwischen Hüften, Beinen und Füßen wahrzunehmen.

Übungssequenz Knie

Krieger I (Virabhadrasana I)
Der Krieger I ist etwas anspruchsvoller als der Krieger II, weil der Gleichgewichtssinn stärker gefordert wird. Gleichzeitig kräftigt er intensiv die Muskulatur der Beine und der Füße.

HILFSMITTEL: Block, Wand

ANLEITUNG: Stellen Sie sich in die Berghaltung (s. S. 29). Machen Sie ausatmend mit dem rechten Bein einen Ausfallschritt nach vorne; der rechte Fuß zeigt gerade nach vorne. Strecken Sie das linke Bein; der linke Fuß steht auf dem Fußballen und zeigt ebenfalls geradeaus. Die Hüfte ist nach vorne ausgerichtet.

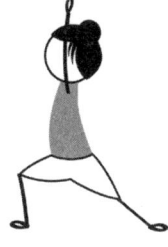

Beugen Sie ausatmend das rechte Knie soweit, bis der rechte Unterschenkel senkrecht zum Boden steht. Achtung: Das Knie befindet sich mittig über dem zweiten Zeh und das Kniegelenk über dem Fußgelenk. Das Knie darf auf keinen Fall nach außen oder innen fallen! Das linke Bein bleibt gestreckt!

Achten Sie darauf, dass das Becken aufgerichtet (Steißbein nach unten) und der Bauch nach innen gezogen ist.

Strecken Sie einatmend die Arme nach vorne aus. Lassen Sie gleichzeitig die Schultern tief sinken und heben Sie das Brustbein. Heben Sie die Arme nun nach oben und legen Sie die Handflächen aneinander. Der Blick geht geradeaus. Achten Sie darauf, dass der rechte Fuß mit nach oben gezogenem Innenknöchel des Fußgelenks fest auf der Matte verankert ist. Der Druck lastet vor allem auf dem Großzehballen und der Außenferse.

DAUER:	5 bis 10 Atemzüge; üben Sie anschließend auf der anderen Seite.
MODIFIKATIONEN:	• Legen Sie einen Block unter die Ferse des linken Fußes und schieben Sie fest gegen den Block, den Sie auch längsseitig vor eine Wand legen können. • Üben Sie den Krieger dynamisch: Beginnen Sie wie oben beschrieben und legen Sie die Hände in die Taille. Beugen und strecken Sie dann abwechselnd (10-mal) das vordere Bein. Achtung: Das hintere Bein bleibt die ganze Zeit gestreckt!
WIRKUNG:	Verbessert das Bewusstsein für die Ausrichtung des Knies und des Beckens, kräftigt die Muskulatur der Füße, Beine und des Beckenbodens, dehnt die Leisten, vor allem den großen Hüftbeuger, regt den Stoffwechsel an, weitet den Brustkorb und vertieft die Atmung, stärkt Durchhaltevermögen, Kraft und Selbstbewusstsein.
GEGENANZEIGE:	Akute Beschwerden in den Hüft- und Kniegelenken und im unteren Rücken, schwere Gelenkarthrose in den Knien oder Füßen, akuter Bandscheibenvorfall

Krieger III (Virabhadrasana III)
Krieger III ist die anspruchsvollste Kriegerhaltung. Sie trainiert den Gleichgewichtssinn im Einbeinstand und kräftigt intensiv die Muskulatur der Füße und der Beine.

HILFSMITTEL:	2 Blöcke, Wand
ANLEITUNG:	Stellen Sie sich in die Berghaltung (s. S. 29). Machen Sie ausatmend mit dem rechten Bein einen Ausfallschritt nach vorne; der rechte Fuß und das rechte Knie zeigen gerade nach vorne. Beugen Sie beide Knie und legen Sie die Hände auf den Blöcken ab. Achtung: Die Schultern ziehen in den Rücken, Richtung Becken und nach außen.

Strecken Sie das linke Bein nach hinten aus, heben es an und drücken Sie den linken Fuß gegen eine Wand.
Strecken Sie nun das rechte Bein bis es senkrecht zum Boden steht. Achtung: Das rechte Knie zeigt geradeaus; es darf auf keinen Fall nach außen oder innen fallen!
Strecken Sie nun auch das linke Bein so gut wie möglich. Der linke Fuß liegt senkrecht an der Wand. Achten Sie darauf, dass der rechte Fuß mit nach

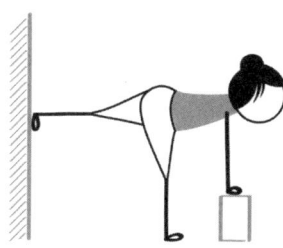

oben gezogenem Innenknöchel des Fußgelenks fest auf der Matte verankert ist. Der Druck lastet vor allem auf dem Großzehballen und der Außenferse.

DAUER: 5 bis 10 Atemzüge; üben Sie anschließend auf der anderen Seite.

MODIFIKATION: Heben Sie den Arm auf der Seite des Beines, das nach hinten ausgestreckt ist, und strecken Sie ihn weit nach vorne.

WIRKUNG: Verbessert das Bewusstsein für die Ausrichtung des Knies, verbessert das Bewusstsein für Becken und Hüfte, kräftigt die Muskulatur der Füße, Beine und des Beckenbodens, dehnt die Leisten, regt den Stoffwechsel an, vertieft die Atmung, stärkt Durchhaltevermögen, Kraft und Selbstbewusstsein.

GEGENANZEIGE: Akute Beschwerden in den Hüft- und Kniegelenken und im unteren Rücken, schwere Gelenkarthrose in den Knien oder Füßen, akuter Bandscheibenvorfall

Die kraftvolle Haltung (Utkatasana)
Die kraftvolle Haltung ist eine Stehhaltung, die vor allem die Muskulatur der Beine und des Rückens intensiv kräftigt. Sie ist zudem gut geeignet für die Vorbereitung auf die Skisaison.

HILFSMITTEL: 2 Blöcke

ANLEITUNG: Stellen Sie sich in die Berghaltung (s. S. 29). Schließen Sie die Füße.

Beugen Sie die Beine, als wollten Sie sich auf einen Stuhl setzen. Achtung: Die Knie sind parallel und gerade nach vorne ausgerichtet.

Lassen Sie mit aufgerichtetem Oberkörper das Gesäß soweit wie möglich nach hinten unten auf den imaginären Stuhl sinken. Achten Sie darauf, dass die Knie nicht über die Zehen hinaus zeigen!

Heben Sie nun die Arme parallel nach vorne oben, bis sich der Kopf zwischen den Armen befindet. Achtung: Verkürzen Sie nicht den Nacken! Die Schultern sinken nach hinten, unten und außen.

Achten Sie auf die Füße: Ziehen Sie die Innenknöchel des Fußgelenks nach oben und drücken Sie die Außenferse und den Großzehballen fest in die Matte.

Kommen Sie zurück in die Berghaltung.

DAUER: 5 Atemzüge

MODIFIKATIONEN: • Legen Sie einen Block unter die Fersen.

• Üben Sie die kraftvolle Haltung dynamisch im Wechsel mit der Vorbeuge im Stehen: Mit der Einatmung kommen Sie in die kraftvolle Haltung. Mit der Ausatmung strecken Sie die Beine und beugen sich mit geradem Rücken so weit wie möglich nach vorne unten und legen Sie die Hände auf die Schienbeine oder auf Blöcke, wenn Sie nicht bis auf die Matte reichen.

DAUER: 7 Zyklen

WIRKUNG: Verbessert das Bewusstsein für die Ausrichtung der Knie und Füße, kräftigt die gesamte Muskulatur der Füße, der Beine, des Beckenbodens und des Rückens, dehnt die Gesäß- und Wadenmuskulatur, regt den Stoffwechsel an, stärkt Durchhaltevermögen und Kraft, Osteoporoseprophylaxe.

GEGENANZEIGE: Akute Beschwerden in den Hüft- und Kniegelenken und im unteren Rücken, schwere Gelenkarthrose in den Knien, akuter Bandscheibenvorfall

ÜBUNGEN IM ALLTAG

Richtig bücken
Egal, ob Sie sich auf einen Stuhl setzen, die Zähne putzen oder tiefer bücken wollen, um einen Gegenstand vom Boden aufzuheben: Wenn Sie die Knie beugen, achten Sie darauf, dass sie nicht zu weit über die Zehen hinaus ragen. Der Rücken bleibt lang und gerade: Fallen Sie nicht ins Hohlkreuz und machen Sie keinen Rundrücken. Halten Sie die Knie parallel und nach vorne ausgerichtet wie in der kraftvollen Haltung. Achten Sie auf aktive Füße und lassen Sie das Längsgewölbe nicht einsinken, indem Sie den Innenknöchel des Fußgelenks anheben.

Die Füße – Bleiben Sie standhaft

Eine glückliche Lebensreise zu Fuß

Zahlreiche Redewendungen wie zum Beispiel „auf eigenen Füßen stehen", „Fuß fassen" oder „den Fuß in der Tür haben" belegen die Wichtigkeit des Fußes. Die Füße sind unsere Basis und wenn wir mit beiden Füßen fest auf dem Boden stehen und verwurzelt sind, sind wir weniger anfällig für Kopflastigkeit und Reizüberflutung.

Die Symbolik des Fußes ist vielfältig. Er galt als Sinnbild des Segens und der Fruchtbarkeit, weil er den Menschen mit der nährenden Erde verbindet. Daher war er bei den alten Ägyptern ein Zeichen für das Leben im Allgemeinen und für eine glückliche Lebensreise. Bei den Griechen fand man Fußdenkmäler mit Gottesbildnissen, die den Fuß als Symbol der Heilung darstellen. Andererseits steht der Fuß für Macht und Unterwerfung. Im Mittelalter küsste der Rangniedrigere dem Ranghöheren die Füße, zum Beispiel der Lehnsmann dem Kaiser und der weltliche Fürst dem Papst.

In den Fußstapfen eines anderen Menschen zu gehen, bedeutet symbolisch, sich auf besondere Weise mit ihm zu verbinden, seine Absichten und Emotionen besser verstehen zu können oder ihm zu vertrauen.

Da unsere Füße unser gesamtes Körpergewicht tragen, sollten wir auf ihr Wohlergehen bedacht sein und sie – im Gegensatz zu unseren Händen, denen wir meist eine gründlichere Pflege angedeihen lassen, – nicht vernachlässigen. Stellen Sie sich vor, Ihre Füße würden ihren Dienst quittieren: Wo kämen Sie dann noch hin?

Bewusstheitsübung

Entdecken Sie Ihre Füße: Setzen Sie sich auf einen bequemen Stuhl, ziehen Sie Ihre Schuhe und Socken aus und betrachten Sie Ihre Füße erst einmal gründlich. Gefällt Ihnen, was Sie sehen? Sind Ihre Füße harmonisch geformt, ohne übermäßige Hornhaut, ohne Druckstellen und Hühneraugen? Oder steht gar der große Zeh schief und der Ballen schiebt sich nach außen? Würden Sie etwa Ihre Füße am liebsten gleich wieder in den Socken verschwinden lassen? Lassen Sie sich nicht entmutigen, denn Sie sind gerade dabei, neue Wege zu gehen.

Jetzt schließen Sie die Augen und lassen Ihre Füße genüsslich abwechselnd in beide Richtungen kreisen. Spreizen Sie Ihre Zehen, ziehen Sie die Zehen dann zuerst zu sich heran und krümmen Sie sie anschließend Richtung Fußsohle. Bleiben Sie einige Minuten bei diesen Übungen und spüren Sie nach, ob sich die Energie in Ihren Füßen verändert hat.

Nehmen Sie den rechten Fuß in Ihre Hände und massieren Sie ihn gründlich. Massieren Sie auch jeden einzelnen Zeh. Streichen Sie dann das Längsgewölbe aus und „walken" Sie die Fußsohle gründlich durch. Zum Schluss falten Sie Ihre Hand mit dem Zehen zum Fußgebet: Schieben Sie den Zeigefinger der rechten Hand zwischen den Großzeh und den zweiten Zeh, den Mittelfinger zwischen zweiten und dritten Zeh usw. Am Anfang tun Sie sich vielleicht noch schwer, aber wenn Sie diese Übung öfter machen, werden die Zehen mit der Zeit immer beweglicher.

Ein Viertel aller Knochen

Der Fuß ist eine sehr komplexe Konstruktion aus 26 Knochen, beinahe 30 Gelenken, 60 Muskeln, mehr als 100 Bändern und über 200 Sehnen. Er lässt sich in drei Abschnitte untergliedern:

- die Fußwurzel bzw. der Rückfuß,
- der Mittelfuß und
- der Vorfuß.

Wussten Sie schon, was mit den Füßen geschehen musste, damit der Mensch aufrecht gehen kann?

Mit der Aufrichtung zum Zweibeiner verlagerte sich der Schwerpunkt des Körpers ins Becken. Gleichzeitig wurden die Füße mit neuen Aufgaben konfrontiert, denn der aufrechte Gang verlangte nach Standfestigkeit, Gleichgewicht und Stoßdämpfung. Und das alles auf einer verkleinerten Standfläche von je 100 Quadratzentimetern. Bei der Umwandlung vom Greiffuß des Affen zum Fuß des Menschen gab es allerdings eine Schwachstelle, und zwar die Verankerung der Großzehe. Für den Affen war es noch von Vorteil, mit dem großen Zehen, der eher einem Daumen glich, greifen zu können, und dementsprechend war das Daumenzehengrundgelenk ein sehr bewegliches Gelenk. Diese Beweglichkeit macht es beim Menschen aber zum Problem, da es besonders anfällig für Fehlbelastungen ist.

Die Gelenkigkeit des Fußes wird durch viele verschiedene Gelenke, wie zum Beispiel das obere und untere Sprunggelenk erreicht, die sich unterschiedliche Aufgaben teilen.

Damit der Fuß stabil und gleichzeitig flexibel bleibt, wird er darüber hinaus von einer Vielzahl kräftiger Bänder, Sehnen und Muskeln so fest verschraubt, dass sich ein Längs- und ein Quergewölbe bilden. Mittels dieser Gewölbe federt er das Körpergewicht beim Gehen, Laufen und Springen ab. Während das Längsgewölbe, das auf knöcherner Ebene unter anderem durch die Keilkonstruktion der Fußwurzelknochen geformt wird, einen deutlichen Bogen in die Längsrichtung des Fußes spannt, erstreckt sich das Quergewölbe im Vorfußbereich unterhalb der fünf Mittelfußknochen. Der Fußabdruck eines gesunden Fußes zeigt daher immer einen bogenförmigen Verlauf. Betrachtet man ein Fußskelett von der Seite, wird deutlich, dass die Knochen von Mittel- und Vorfuß nebeneinander liegen, die Knochen des Rückfußes hingegen übereinander gelagert sind, wodurch sie ebenfalls den Aufbau des Längsgewölbes begünstigen.

Interessant ist der Aufbau der Fußsohle, denn sie besitzt einen ausgeprägten Fettkörper, der als Stoßdämpfer fungiert und gleichzeitig eine polsternde Wirkung hat. Weil das Fett in spezielle einzelne

Kammern eingeschlossen ist, bleibt es so stabil, dass es unter den beim Gehen einwirkenden Kräften nicht verrutschen kann.

Viele Muskeln gut koordiniert

Die rund 60 Muskeln des Fußes lassen sich in vier Muskelgruppen unterteilen, welche die Bewegungskoordination des Fußes gewährleisten: aufsetzen, abfedern, abrollen und abstoßen.

Die kräftige Wadenmuskulatur sorgt für den nötigen Antrieb beim Abbremsen und Abstoßen und dreht den Vorfuß nach innen. Die Schienbeinmuskeln umgreifen den Mittelfuß wie ein Steigbügel und drehen den Rückfuß nach außen. Die kurzen Fußmuskeln geben dem Längsgewölbe Halt und Spannkraft. Sie können überdehnt (Plattfuß) oder verkürzt (Hohlfuß) sein. Die tiefe Ballenmuskulatur stabilisiert das flache Vorfußgewölbe, macht es zu einem effizienten Stoßdämpfer und vermittelt Impulskraft beim Abstoßen.

Übrigens: Beim Abrollen des Fußes trägt die Großzehe das gesamte Körpergewicht!

Eine Vielzahl von Bändern und Sehnen unterstützt die differenzierte Fußmuskulatur und gibt den Füßen zusätzlichen Halt. Werden die Füße aber 16 Stunden am Tag nicht gemäß ihrer anatomischen Funktion beansprucht, reagieren sie über kurz oder lang mit Schmerzen, die nicht selten chronisch werden.

Schuhe schützen nicht nur

Immer häufiger werden heute Hohlfüße diagnostiziert. Beim Hohlfuß ist das Längsgewölbe überhöht, steif und starr, da die natürliche Flexibilität des Fußes verloren gegangen ist. Der Fußabdruck ist dann zweigeteilt, da nur der Vorfuß und die Ferse den Boden berühren, während der Mittelfuß in der Luft schwebt. Durch diese Fehlstellung, die auch genetisch verursacht sein kann, ist der Fuß nicht mehr in der Lage, seine Abfederungsfunktion wahrzunehmen. Er wird chronisch überlastet und leistet Spreizfuß, kombiniert mit Krallenzehen, Vorschub. Umgekehrt können sich Spreizfüße im fortgeschrittenen Lebensalter aber auch zu Hohlfüßen umbilden. Die Ursache hierfür ist allerdings noch nicht bekannt.

Als Spreizfuß wird eine Verbreiterung des Vorfußes bezeichnet, zu der es vor allem bei Frauen kommt. Beim Spreizfuß ist das kleine Fußgewölbe oder Quergewölbe, das normalerweise im Bereich des Vorfußballens ausgebildet sein sollte, durchgetreten. Erkennbar ist dies an einer Hornhautschwiele, unterhalb der Grundgelenke des zweiten und dritten Zehs.

Verantwortlich für den Kollaps des Quergewölbes ist das Tragen von Schuhen mit zu hohem Absatz, das die Belastung auf dem Vorfuß dramatisch verstärken kann, wodurch die Fußmittelknochen auseinandergedrückt werden. Der Spreizfuß, der selbst noch kein größeres Problem darstellt, ist jedoch insofern kritisch, als er die Entwicklung zu einem Schiefstand des Großzehs (Hallux valgus) begünstigt, wenn neben hohen Schuhen vor allem spitz zulaufende Schuhe getragen werden. Allerdings kann der Hallux valgus auch oft auf eine genetische Veranlagung zurückgeführt werden.

Beim Hallux valgus verlaufen die Sehnen, die zu den Zehen führen, nicht mehr zentral über das jeweilige Zehengelenk, sondern weiter seitlich und ziehen die Zehen in eine schiefe Position. Durch die gleichzeitige Verbreiterung des Vorfußes (Spreizfuß), tritt der Großzehenballen am Fußinnenrand oft deutlich hervor, und es bilden sich häufig schmerzhafte Schleimbeutelentzündungen, die durch den Druck des Schuhs, der dem deformierten Fuß im Bereich des Vorfußes nicht genügend Platz gibt, verursacht werden. Eine weitere Deformation entsteht durch versteifte Beugesehnen, die zu permanent krallenartig gebeugten Hammer- oder Krallenzehen führen.

Am weitesten verbreitet sind Senk- und Plattfüße, die häufig in Verbindung mit Knickfüßen auftreten. Während bei einem Senkfuß das Längsgewölbe „nur" abgesunken ist, ist es beim Plattfuß komplett zusammengebrochen, das heißt, beim Fußabdruck ist der klassische Halbbogen nicht mehr zu erkennen, denn die gesamte Fußsohle berührt den Boden. Als Knickfuß bezeichnet man die Fehlstellung des Fußes mit einer Senkung am inneren Fußrand und einer Anhebung der äußeren Fußkante.

50 Prozent der erwachsenen Bevölkerung haben Knickfüße: Die Fersen stehen schief statt gerade und werden dadurch von oben falsch belastet mit schwerwiegenden Folgen für die Fußgewölbe.

Der Knickfuß beeinträchtigt die gesamte Statik des Körpers mit O-Beinen, X-Beinen und Knieproblemen. Zusätzlich wird bei der X-Beinstellung das Becken gekippt, was zu einer unnatürlichen Lordose in der Lendenwirbelsäule führen kann, die wiederum die Brustwirbelsäule ausgleichend in den Rundrücken drängt (s. Kapitel Wirbelsäule und Rücken).

Es ist beeindruckend, wie komplex die Wechselwirkung zwischen Füßen und Körperhaltung ist und welchen enormen Einfluss die Gesundheit unserer Füße somit auf unser gesamtes Wohlbefinden hat! Ergo: Lokale Fußprobleme gibt es nicht! Weil aber die meisten Ärzte den Grund für Probleme dort suchen und behandeln, wo die Symptome auftreten, therapieren sie oft an der eigentlichen Ursache vorbei.

Nehmen Sie deshalb Ihr (Fuß-)Schicksal selber in die Hände und lernen Sie, wie Sie erfolgreich Ihre Füße durch die Vermeidung von Fehlbelastungen unterstützen und Folgeschäden verhindern können.

Wussten Sie schon, warum wir öfter barfuß gehen sollten?

Die meisten Füße führen heute ein stiefmütterliches Leben. In unserer Vorzeit kamen sie die meiste Zeit unbeschuht mit der Erde in Kontakt und durften dabei noch viel erleben. Ob im Wald, im Wasser oder auf Steinen: Auf unebenen Naturböden hatten die 60 Muskeln und 214 Sehnen der Füße den ganzen Tag ein abwechslungsreiches Training und das war ideal für sie. Denn ohne Schuhe verteilt sich die Belastung beim Gehen und Laufen gleichmäßig über den ganzen Fuß und beansprucht dabei die gesamte Muskulatur. Heute fristen Füße ihr Dasein oft in nicht fußgerechtem Schuhwerk, das eher modischen als orthopädischen Anforderungen genügt. Darüber hinaus führen Übergewicht und nicht ausreichend beanspruchte oder fehlbelastete Fußmuskulatur bei vielen Menschen zu deformierten Fußgewölben. 40 Prozent der Bevölkerung leidet unter Fußschmerzen, die damit auf der zweiten Stelle hinter Rückenschmerzen mit 50 Prozent liegen.

Mit Gewölbe geht's sich leichter

Die beste Nachricht zuerst: Sie können den Rückbau Ihrer Fußgewölbe aufhalten und sogar rückgängig machen.

Auch der Fuß ist spiralförmig aufgebaut: Der Rückfuß dreht nach außen und der Vorfuß nach innen. Durch diese Konstruktion wird der Rückfuß beim Gehen mit dem Vorfuß verschraubt und die Gewölbe sind optimal stabilisiert. Zwar soll der gesamte Fuß gleichmäßig belastet werden, achten Sie aber vor allem im Stand darauf, dass Sie die Außenseite der Ferse und den Großzehballen fest auf den Boden drücken. Aber aufgepasst: Pressen Sie nicht die Zehen auf den Boden. Im Gegenteil: Die Zehen haben beim Stehen nur leichten, lockeren Bodenkontakt.

Über die wichtigsten Voraussetzungen für gesunde Füße habe ich bereits in den Kapiteln „Wirbelsäule und Rücken" und „Becken und Hüfte" gesprochen, ohne dabei jedoch explizit die Füße zu erwähnen. Wenn Sie die Anleitungen für richtiges Stehen und Gehen befolgen, sind Sie auf jeden Fall auf der sicheren Seite, das heißt, Ihre Füße bekommen schon „von oben" die richtige Führung. Eine aufrechte Haltung mit aufgerichtetem, also nicht nach vorne gekipptem Becken, einer lang gestreckten Wirbelsäule und auf dem hinteren Brustkorb flach abgelegten Schulterblättern gibt – zusammen mit leicht nach außen gedrehten Oberschenkeln – den Impuls für eine korrekte Ausrichtung von Knien und Füßen.

Wenn Sie dann bei den Füßen ankommen, achten Sie bitte darauf, dass Sie die Ferse beim Gehen weich und gerade aufsetzen und den Fuß von hinten nach vorne harmonisch über die Großzehe abrollen. Verhindern Sie, dass der Innenknöchel des Fußgelenks absinkt, indem Sie das Gewölbe stabil halten! Setzen Sie den Fuß wirklich ganz gerade auf!

Vorfuß, Ferse und Knie bleiben in einer Linie, die Zehen zeigen weder nach außen, noch nach innen. Der untere Rücken bleibt lang, die Leisten offen! Beim Abstoß kommt der Impuls vom Vorfuß! Bestmögliche Fußstellung und -bewegung können in vielen Yogahaltungen geübt werden. Besonders die Stehhaltungen (zum Beispiel Berghaltung, alle Kriegerhaltungen, Dreieck) sind geeignet, sich in der optimalen Belastung der Füße zu erproben.

Mit den folgenden Übungen vertiefen Sie die Wahrnehmung Ihrer Füße, aktivieren die Fußgelenke und trainieren die Fußgewölbe.

Übungssequenz Füße

Fersensitz I (Virasana I)
Der Fersensitz ist eine Sitzhaltung. Virasana bedeutet wörtlich übersetzt „sitzender Held". Der Fersensitz tut nicht nur den Füßen gut, sondern fördert auch Stärke und Ausdauer.
HILFSMITTEL: Decke, Handtuch

| ANLEITUNG: | Kommen Sie auf einer Decke in den Kniestand. Stellen Sie die Füße auf die Fußballen und drücken Sie alle Zehen fest auf den Boden. |

Lassen Sie sich langsam so weit zurücksinken, bis Sie mit dem Gesäß auf den Füßen sitzen. Der Oberkörper bleibt aufgerichtet, die Schulterblätter sinken nach hinten, unten und außen.

Je mehr Sie das Gewicht auf die Füße verlagern, desto intensiver wird die Stellung. Achtung: Lassen Sie die Fersen nicht zur Seite weichen.

DAUER:	5 bis 10 Atemzüge
MODIFIKATION:	Legen Sie ein zusammengerolltes Handtuch oder eine gefaltete Decke zwischen Ober- und Unterschenkel, um die Knie zu entlasten.
WIRKUNGEN:	Dehnt die Zehen, lindert Gichtbeschwerden in den Zehen und Füßen, verbessert die Durchblutung der Füße.
GEGENANZEIGE:	Akute Beschwerden in den Knie- und Fußgelenken, schwere Gelenkarthrose in den Knien oder Füßen

Fersensitz II (Virasana II)

Diese Übung ist eine Modifikation von Fersensitz I, die vor allem die Fußoberseite dehnt.

| HILFSMITTEL: | Decke, Handtuch |
| ANLEITUNG: | Kommen Sie auf einer Decke in den Kniestand. Die Füße liegen mit der Oberseite ebenfalls auf der Decke. |

Lassen Sie sich auf die Fersen sinken.

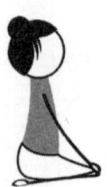

Umfassen Sie das rechte Knie mit der rechten Hand und ziehen Sie es langsam nach vorne oben. Heben Sie das rechte Bein so weit an, dass der Fußspann immer weiter gedehnt wird. Das linke Bein bleibt am Boden. Achtung: Der Oberkörper bleibt gerade aufgerichtet; die Schultern sinken nach hinten, unten und außen.

DAUER:	5 bis 10 Atemzüge; wiederholen Sie die Übung auf der anderen Seite.
MODIFIKATION:	Legen Sie ein Handtuch zwischen Ober- und Unterschenkel um die Knie zu entlasten.
WIRKUNG:	Dehnt den Fußrist, lindert Gichtbeschwerden in den Füßen, verbessert die Durchblutung der Füße.
GEGENANZEIGE:	Akute Beschwerden in den Knie- und Fußgelenken, schwere Gelenkarthrose in den Knien oder Füßen

Berghaltung auf dem Block (Tadasana auf dem Block)

Diese Haltung ist eine Modifikation der klassischen Berghaltung (s. S. 29), die zusätzlich das Gleichgewicht verbessert und die Wadenmuskulatur kräftigt.

HILFSMITTEL:	Block
ANLEITUNG:	Stellen Sie sich in der Berghaltung auf einen Block. Die Zehen schauen nicht über den Blockrand hinaus!
	Heben Sie einatmend die Fersen so weit an bis Sie auf dem Fußballen stehen.
	Lassen Sie ausatmend die Fersen so weit absinken bis Sie eine deutliche Dehnung in der Wadenmuskulatur spüren.
DAUER:	10 Zyklen.
MODIFIKATIONEN:	• Legen Sie die Hände in die Taille, um das Gleichgewicht besser zu halten.
	• Alternativ: Heben Sie mit der Einatmung die Arme über den Kopf und senken Sie sie mit der Ausatmung wieder ab.
WIRKUNG:	Kräftigt die Wadenmuskulatur, aktiviert die Längsgewölbe der Füße.
GEGENANZEIGE:	Akute Beschwerden in den Knie- und Fußgelenken, schwere Gelenkarthrose in den Knien oder Füßen

ÜBUNGEN IM ALLTAG

Richtig gehen

Der aufrechte Gang auf zwei Füßen ist für uns selbstverständlich und dennoch benützen die meisten Menschen Ihre Füße nicht richtig. Gehen will gelernt sein! Üben Sie daher erst zu Hause langsam und konzentriert den richtigen Bewegungsablauf ein. Achten Sie dabei auf folgende Punkte: Richten Sie das Becken auf. Heben Sie das rechte Bein zuerst an und setzen Sie dann die rechte Ferse gerade auf. Der Vorfuß zeigt weder nach außen, noch nach innen. Richten Sie die Knie geradeaus. Achten Sie auf einen langen unteren Rücken und darauf, dass das Becken aufgerichtet bleibt. Während sie den rechten Fuß von der Ferse bis zu den Zehen komplett abrollen, kommen Sie mit dem linken Fuß auf den Fußballen und heben ihn dann an. Aktivieren Sie die Längsgewölbe der Füße, indem Sie die Innenknöchel der Fußgelenke hochziehen. Entspannen Sie die Zehen. Achtung: Vorfuß, Ferse und Knie sind immer in einer Linie! Und Achtung: Die Ferse knickt weder nach innen, noch nach außen! Achten Sie ebenfalls auf die Schultern: Sie sinken nach hinten, unten und außen!

Die Organe – mehr als eine Nabelschau

Einleitung

In den folgenden Kapiteln möchte ich Ihr Bewusstsein weiter in die „Tiefe" Ihres Körpers, auf die Organebene bringen und Ihnen die Hauptfunktionen und -störungen der wichtigsten Organe aufzeigen. Damit lasse ich Sie dann aber nicht „im Regen stehen", sondern gebe Ihnen Yogaübungen an die Hand, die Ihnen helfen, Ihre Organe zu stärken. Eine regelmäßige Yogapraxis tut nicht nur Ihrem Bewegungsapparat gut, sondern wirkt gleichzeitig immer auch auf die Organsysteme.

Durch Yoga entfaltet sich eine tiefe Entspannung im Körper, die nicht nur zum Stressabbau in den Muskeln und im Nervensystem führt, sondern auch die inneren Organe harmonisiert. Es ist nachgewiesen, dass kaum etwas unseren Organen so sehr schadet wie Stress, vor allem chronischer Stress. Er beeinträchtigt ihre Leistungsfähigkeit und verursacht unter anderem Herzleiden, Leber- und Nierenkrankheiten sowie Verdauungsstörungen. Die Yogapraxis hingegen bedeutet für den Körper positiven Stress. Indem der Kreislauf angeregt wird, kann er sich von Giftstoffen befreien und reinigen; davon profitieren auch die Organe!

Da die Wechselwirkungen zwischen Körper und Psyche, die durch seelische Erregung verursacht werden, auch in vielen Redewendungen zum Ausdruck kommen, stelle ich einige von Ihnen im Kontext mit dem jeweiligen Organ kurz vor, um ihre tiefere Bedeutung aufzuzeigen.

Anders als zum Beispiel Ihre Gliedmaßen oder einen Großteil Ihrer Muskeln, können Sie Ihre Organe nur indirekt ansprechen. Schließlich wird Ihre Leber kaum reagieren, wenn Sie sie auffordern, sich nach rechts oder links zu drehen und schon gar nicht, wenn Sie ihr sagen: Mach heute doch mal eine Pause; ich habe gestern zu viel Alkohol getrunken und zu fett gegessen, und darum darfst Du Dich heute ausruhen. Allenfalls auf Ihre Atmung haben Sie noch einen gewissen Einfluss, denn Ihren Atem können Sie willkürlich steuern und sogar anhalten (mehr dazu im Kapitel Pranayama).

Mit den Bewusstheitsübungen möchte ich Ihnen einen Weg zeigen, Ihre Organe zu spüren. Dabei gehe ich ähnlich vor wie bei den Bewusstheitsübungen in den Kapiteln über den Bewegungsapparat: Konzentrieren Sie sich zunächst mit geschlossenen Augen auf das jeweilige Organ. Stellen Sie sich anschließend vor, was Sie über seine Lage im Körper, seine Form, Größe und Gewicht wissen. Und was wissen Sie außerdem über seine Funktion und darüber, was ihm gut tut und was ihm schadet?

Übrigens: Was für den Bewegungsapparat gilt, gilt auch für die Organe – abgesehen von genetisch verursachten Defekten und Funktionsbeeinträchtigungen sowie von Unfällen, haben Sie selbst durch Ihre Lebensführung einen großen Einfluss auf die Gesundheit Ihrer Organe.

Das Herz – Motor für ein langes Leben

Das Herz am rechten Fleck

Kein anderes Symbol ist so eindeutig mit der Liebe, dem Leben und der menschlichen (Herzens-)Güte verbunden wie das Herz. Wir sprechen von Warmherzigkeit und von Menschen, die „das Herz am rechten Fleck haben", aber auch vom Herz, das in die Hose rutscht, zittert, weint oder lacht als wäre es ein von seinem Besitzer unabhängiges Subjekt.

Wie oft wurde Ihr Herz bereits gebrochen und wie oft haben Sie es freiwillig verschenkt? Wodurch Sie dann aber nicht herzlos wurden, sondern im Gegenteil, Ihre Herzensqualität wuchs. Weil es wohl stimmt, dass die Liebe das einzige ist, was sich vermehrt, wenn man es weggibt.

Allgegenwärtig begegnet uns das Herzsymbol mit seinen vielfältigen Bedeutungen in zahlreichen täglichen Situationen. Wir erhalten zum Beispiel eine SMS mit dem Herzsymbol als bildhaftem Gruß oder versenden selbst herzliche Grüße an unsere Lieben. In der Weihnachtszeit freuen wir uns über Lebkuchenherzen und am Valentinstag liefert der Blumenservice romantische Blütenherzen an die Herzallerliebste oder den Herzallerliebsten.

Weil die Ausdauer unseres Herzens, das sich keine Pause gönnen darf, für uns so lebenswichtig ist, steht das Herz auch für Beständigkeit, Durchhaltevermögen und Kraft. Gleichzeitig gilt es als Sitz der Seele und wird damit in vielen Religionen zur Begegnungsstätte für den Austausch zwischen Mensch und Gott.

Die symbolische Form des Herzens geht auf das Efeu mit seinen herzförmigen Blättern zurück, das in antiken Kulturen als ein Wahrzeichen der ewigen Liebe galt. Diese stilisierte Herzform ist seither auch in vielen künstlerischen Darstellungen zu finden und ziert sogar Spielkarten und Familienwappen.

Bewusstheitsübung

Legen Sie sich mit dem Rücken auf eine bequeme Unterlage. Schließen Sie Ihre Augen, legen Sie zuerst die rechte Hand auf Ihr Herz und dann die linke Hand über die rechte. Nehmen Sie Kontakt mit Ihrem Herz auf: Spüren Sie, wie es unter Ihren Händen schlägt? Nehmen Sie sich Zeit, konzentrieren Sie sich nur auf Ihr Herz und verbinden Sie sich mit ihm.

Bleiben Sie liegen und stellen Sie sich Ihr Herz vor: Welche Form, welche Größe und welches Gewicht hat es? Was wissen Sie über Ihr Herz und seine Funktion: herzlich viel oder herzlich wenig?

Keine Ruhe fürs Herz

Das Herz ist unser wichtigster Muskel und gleichzeitig das zentrale Organ des Blutkreislaufs. Es liegt schräg links hinter dem Brustbein in einem Herzbeutel, der es an seinem Platz hält. Ein durchschnittliches Herz ist etwa faustgroß, wiegt 300 Gramm und pumpt mit rhythmischen Kontraktionen pro Minute etwa fünf Liter Blut durch unseren Körper. Im Laufe eines Tages sind das über 7000 Liter Blut! Das Herz ist der einzige Muskel, der sich niemals ausruhen darf: Im Laufe eines etwa 80 Jahre langen Lebens schlägt er zirka zweieinhalbmilliardenmal!

Aus medizinischer Sicht ist das Herz ein Hohlorgan mit der Aufgabe, die Durchblutung aller Organe zu sichern. Es wird über die beiden Herzkranzgefäße, die sogenannten Koronargefäße oder Koronararterien, mit sauerstoff- und nährstoffreichem Blut versorgt. Die Herzkranzgefäße zweigen sich in viele kleine Seitenäste auf, die den Herzmuskel überziehen und durchdringen.

Herz-Kreislauf-Erkrankungen gehören in Deutschland zu den häufigsten Todesursachen. Zu den Risikofaktoren für Herz-Kreislauf-Erkrankungen gehören neben Übergewicht, Rauchen und übermäßigem Alkoholkonsum vor allem Bluthochdruck und krankhafte Veränderungen der herzversorgenden Blutgefäße, die langfristig zum Schlaganfall oder Herzinfarkt führen können.

Koronare Herzerkrankungen werden vor allem durch Arterienverkalkung (Arteriosklerose) verursacht, bei der sich Fettablagerungen an den Innenwänden der Blutgefäße bilden. Deren vorher elastische und flexible Wände verhärten und verdicken sich dadurch im Lauf der Zeit, was im schlimmsten Fall einen Gefäßverschluss zur Folge haben kann.

Wussten Sie schon, dass eine kleine Maus in Bezug auf ihr Körpergewicht deutlich mehr Energie verbraucht als ein Elefant?

Dementsprechend müssen ihr Blutdruck und ihre Herzschlagfrequenz höher sein. Deshalb schlägt das Herz der Hausmaus 400- bis 600-mal pro Minute, während das Elefantenherz im selben Zeitraum nur 20- bis 30-mal schlägt. Das Herz der Spitzmaus pulsiert unter Umständen sogar doppelt so schnell wie das der Hausmaus.

Was für alle anderen Muskeln gilt, gilt erst recht für den Herzmuskel: Ohne angemessenes Training verliert er an Kraft und Elastizität. Daher ist jede Form von körperlicher Bewegung konstruktiv, verbessert die Blutzirkulation und kräftigt das Herz. Dies gilt auch für Yoga, obwohl es eine eher sanfte Trainingsmethode ist.

Durch ihre positive, stressreduzierende Wirkung auf den Körper leisten die Yogahaltungen ganz grundsätzlich einen enormen Beitrag zur Herzgesundheit. Sie wirken zudem indirekt und vorbeugend gegen Herzkrankheiten, indem sie zum Beispiel den Kreislauf stabilisieren und den Blutdruck regulieren. Insbesondere bei Umkehrhaltungen wie dem Schulterstand wird das Herz positiv stimuliert, denn das Blut fließt dank der Schwerkraft aus den Beinen und dem Unterleib zurück zum Herzen, sodass sich der Herzmuskel dehnt und infolgedessen kräftiger kontrahiert und mehr Blut durch den ganzen Körper pumpt. So wirkt der Schulterstand in beide Richtungen: Er kräftigt das Herz und entspannt Körper und Geist gleichzeitig.

Eine herzkräftigende Wirkung haben vor allem aber auch Asanas, die ohne Pause aufeinanderfolgend geübt werden, da sie den Kreislauf anregen und dadurch die Elastizität der Blutgefäße verbessern. Ich stelle hier den Sonnengruß vor, weil er durch seinen fließenden Bewegungsablauf hervorragend geeignet ist, den ganzen Körper – und damit auch das Herz – in Schwung zu bringen.

Übungssequenz Herz

Gestützter Schulterstand (Viparita Karani)
Der gestützte Schulterstand ist eine Umkehrhaltung mit vielen wohltuenden Wirkungen. Sie ist dazu geeignet, länger in ihr zu verweilen. Der gestützte Schulterstand wirkt sehr regenerierend auf den gesamten Körper und kann gut vor dem Schlafengehen geübt werden.

HILFSMITTEL:	Wand, Decke oder Kissen
ANLEITUNG:	Legen Sie eine zusammengerollte Decke oder ein Kissen vor eine Wand. Setzen Sie sich so darauf, dass die rechte Körperseite dicht an der Wand ist und die Beine gebeugt sind. Stellen Sie die rechte Hand hinter der rechten Beckenseite und die linke Hand neben der linken Beckenseite auf.
	Lehnen Sie sich mit dem Oberkörper langsam Richtung Matte zurück, indem Sie die Ellenbogen beugen und die Unterarme nacheinander auf die Matte legen.

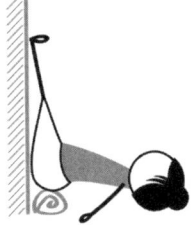

DAUER:	5 bis 10 Minuten
MODIFIKATION:	Grätschen Sie die Beine an der Wand.

Legen Sie sich langsam zurück auf die Matte. Achtung: Der Nacken bleibt lang.

Heben Sie die Beine und strecken Sie sie lang an der Wand nach oben aus. Das Gesäß und der untere Rücken liegen auf der Decke bzw. dem Kissen. Legen Sie die Arme seitlich neben dem Körper ab.

WIRKUNG: Hat durch seine stressreduzierende Wirkung einen positiven Einfluss auf die inneren Organe, wirkt sich beruhigend auf das vegetative Nervensystem aus, fördert den Rückfluss von Blut und Lymphe aus den Beinen in Richtung Herz, hilft bei Krampfadern und Wasser in den Beinen, reguliert den Blutdruck.

GEGENANZEIGE: Akute Beschwerden der Halswirbelsäule, Emboliegefahr als Folge venöser Verschlusskrankheiten (zum Beispiel Venenthrombose in den Beinen)

Sonnengruß (Surya Namaskar)

Es gibt bei den verschiedenen Yogastilen zahlreiche Varianten des Sonnengrußes, von denen ich eine hier vorstellen möchte. Der Sonnengruß ist ein intensiver Bewegungsablauf, bei dem verschiedene Yogahaltungen ineinanderfließend und im Rhythmus mit dem Atem praktiziert werden.

HILFSMITTEL: Keine

ANLEITUNG: Kommen Sie am Anfang der Matte in die Berghaltung (s. S. 29).

Heben Sie einatmend die Arme über den Kopf und legen Sie die Handflächen in der Gebetshaltung aneinander. Der Blick geht zu den Händen. Verkürzen Sie nicht den Nacken!

Gehen Sie leicht in die Knie und beugen Sie sich ausatmend nach vorne unten, bis Sie die Hände seitlich neben die Füße legen können. Strecken Sie so weit wie möglich die Beine und lassen Sie Oberkörper und Kopf sinken.

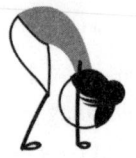 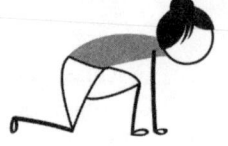

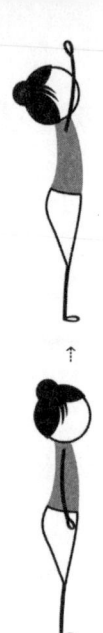

Machen Sie einatmend mit dem rechten Bein einen weiten Ausfallschritt nach hinten. Das rechte Knie kommt zum Boden, der Blick geht nach oben.

Stellen Sie ausatmend den linken Fuß neben den rechten und kommen Sie in den Nach unten schauenden Hund (s. S. 59).

Schieben Sie einatmend die Schultern nach vorne senkrecht über die Hände in die Brettposition (s. S. 61).

Senken Sie ausatmend zuerst die Knie, dann die Brust und zuletzt das Kinn auf den Boden, indem Sie die Arme anwinkeln. Legen Sie die Fußrücken auf.

Schlängeln Sie sich einatmend nach vorne durch in die Haltung der Kobra (s. S. 117).

Stellen Sie die Zehen auf und drücken Sie sich ausatmend mit der Kraft der Hände und Füße zurück in die Stellung des Nach unten schauenden Hundes.

Bringen Sie einatmend den rechten Fuß nach vorne zwischen die Hände in den Ausfallschritt.

Stellen Sie ausatmend den linken Fuß neben den rechten.

Kommen Sie einatmend mit über den Kopf erhobenen Armen nach oben und legen Sie die Handflächen aneinander. Der Blick geht zu den Händen. Kommen Sie ausatmend zurück in die Berghaltung.

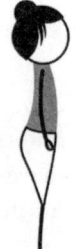 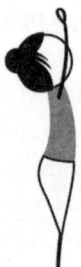 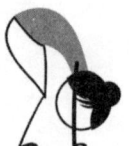

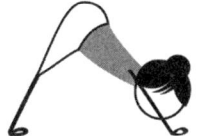 → 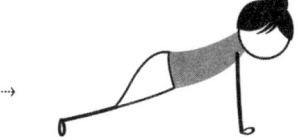 →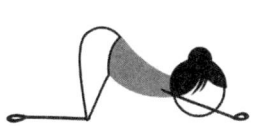

Wiederholen Sie den Sonnengruß, indem Sie zuerst den linken Fuß zurück in den Ausfallschritt stellen und später zuerst den linken Fuß wieder nach vorne stellen.

Üben Sie den Sonnengruß immer in Doppelrunden, indem Sie abwechselnd erst den rechten und dann den linken Fuß nach hinten führen.

DAUER:	2 bis 6 Durchgänge auf jeder Seite
MODIFIKATION:	Wenn Sie den Fuß aus der Position des Hundes nicht nach vorne zwischen die Hände stellen können, lassen Sie das linke Knie auf die Matte sinken und stellen Sie die Zehen auf. Schwingen Sie dann den rechten Fuß so weit wie möglich nach vorne und helfen Sie mit der rechten Hand nach, den Fuß soweit vorzuschieben bis der rechte Unterschenkel senkrecht steht.
WIRKUNG:	Wirkt anregend auf den Kreislauf, fördert die Durchblutung des ganzen Körpers, kräftigt, aktiviert und regeneriert die Muskulatur des gesamten Körpers, dehnt die Muskulatur der gesamten Rück- und Vorderseite des Körpers, fördert die Beweglichkeit in allen Gelenken, optimiert den Stoffwechsel, weitet den Brustkorb und vertieft die Atmung, verbessert den Stoffwechsel und die Ausscheidung von Giftstoffen.
GEGENANZEIGE:	Akute Beschwerden mit Schmerzen oder Fieber

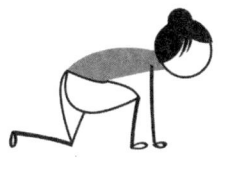 ← 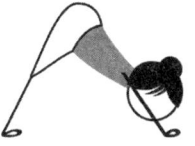 ←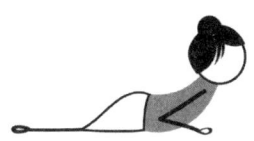

Leber und Gallenblase –
mit regelmäßiger Entgiftung zu mehr Energie

Die Leber und die Laus

Wurden Sie auch schon einmal gefragt „Welche Laus ist Dir denn über die Leber gelaufen?", wenn Sie schlechte Laune hatten? Vielleicht haben Sie sich dann selbst gefragt, was Ihre Laune mit Ihrer Leber zu tun hat und welche Rolle die Laus dabei spielt.

Diese alte Redewendung stammt daher, dass die Menschen in der Antike und im Mittelalter dachten, die Leber sei der Sitz der Seele, der Gefühle und der Lebenssäfte und damit auch der Temperamente, insbesondere des Zorns. Mit ihrer starken Regenerationsfähigkeit symbolisiert sie auch die Widerstands- und Erneuerungskraft des Lebens. Die fast unsichtbare und eher unbedeutende Laus kam ins Spiel, weil man davon ausging, dass es sich bei der Ursache der Übellaunigkeit eher um eine Belanglosigkeit handelte.

Im griechischen Mythos hackt der Adler des Zeus dem Prometheus, der an einen Felsen im Kaukasus gefesselt ist, jeden Tag ein Stück aus der Leber, weil dieser den Menschen gegen den Willen des Gottes das Licht und das Feuer brachte. Zum Glück und zur Pein des Prometheus wächst dessen Leber aber immer wieder nach. Vielleicht wussten die alten Griechen bereits, dass die Leber zu den regenerationsfähigsten Organen gehört.

Bei Empörung „läuft und uns die Galle über", womit eigentlich die Gallenblase gemeint ist, in der die von der Leber produzierte Gallenflüssigkeit gespeichert ist. Mehrere Varianten dieser Redensart beziehen die Galle auf Übellaunigkeit. „Gift und Galle spucken" bedeutet demnach „in äußerste Wut geraten". Wenn wir dann „frei von der Leber reden", können wir uns von dem angehäuften Ärger wieder befreien.

Da die Gallenflüssigkeit eine (gallen)bittere Substanz ist, wird die Leber in der Esoterik mit Wut und Uragressionen verknüpft; Gallensteine sind dann die komprimierte Form der Verbitterung eines Menschen.

Bewusstheitsübung

Legen Sie sich mit dem Rücken auf eine bequeme Unterlage. Schließen Sie Ihre Augen und legen Sie Ihre rechte Hand dorthin, wo Sie

Ihre Leber vermuten. Nehmen Sie Kontakt mit Ihrer Leber auf, indem Sie tief und gleichmäßig in die Stelle unter Ihrer Hand atmen. Nehmen Sie sich Zeit, konzentrieren Sie sich ganz auf Ihre Leber und verbinden Sie sich mit ihr. Machen Sie sich Ihre Leber als Ihr wichtigstes Entgiftungsorgan bewusst. Sie leistet tagtäglich unglaublich viel, damit Sie „sauber" bleiben.

Nehmen Sie nun Kontakt mit Ihrer Gallenblase aus: Was wissen Sie über deren genaue Lage in Ihrem Körper und ihre konkrete Funktionsweise?

Entgiftung und Stoffwechsel den lieben langen Tag

Die Leber
Die Leber übt als zentrales Stoffwechselorgan die wichtigste Entgiftungsfunktion im Körper aus. Sie liegt auf der rechten Seite des Oberbauchs unter dem Zwerchfell und ist mit einem Gewicht von 1,4 bis 1,8 Kilogramm das schwerste Organ nach der menschlichen Haut. Sie misst beim Erwachsenen 12 bis 15 Zentimeter und hat eine glatte Oberfläche.

Die Leberzellen spielen eine wichtige Rolle bei der Verarbeitung und Aufbereitung von Nährstoffen für den menschlichen Körper. Mit der Nahrung aufgenommene Kohlenhydrate, Fette und Proteine werden von den Leberzellen in für den Körper verwertbare Substanzen umgewandelt. Zu ihren wichtigsten Funktionen zählen darüber hinaus die Produktion von Gallenflüssigkeit, die Verarbeitung und Speicherung chemischer Substanzen und der Abbau von Stoffwechselprodukten und Giften.

In der Leber werden pro Tag zwischen 0,7 und 1,5 Liter Galle produziert, eine grünliche, bitter schmeckende Flüssigkeit, die in der Gallenblase gespeichert und bei Bedarf, also nach Mahlzeiten, insbesondere nach fettem Essen, in den Dünndarm geleitet wird.

Als Entgiftungsorgan ist die Leber einer Vielzahl von schädigenden Einflüssen ausgesetzt. In Deutschland leiden etwa fünf Millionen Menschen an einer Lebererkrankung. Zu den häufigsten Erkrankungen zählen Leberentzündung (Hepatitis), Schrumpfleber (Leberzirrhose), Fettleber sowie Leberkrebs. Da die Leber kaum Schmerzsignale aussendet, machen sich Schäden an ihr oft erst spät bemerkbar. Ein Sprichwort sagt daher „Der Schmerz der Leber ist Müdigkeit."

Wussten Sie schon, wie wichtig eine Leberdialyse ist?
Die deutschen Transplantationszentren führen jährlich über 800 Lebertransplantationen durch. Die Chancen, dass das neue Organ seine Funktion aufnimmt und für die Patienten ein nahezu normales Leben möglich wird, sind Dank intensiver Vorbereitung und Nachsorge sehr groß. Seit einigen Jahren werden neu entwickelte Verfahren erprobt, die die Funktionen der Leber, insbesondere die Entgiftung, – ähnlich wie bei der Nierendialyse – übernehmen können. Dank dieser Leberdialyse kann die Zeit bis zur Transplantation überbrückt werden oder bis sich die Leber wieder selbst regenerieren kann. Leider sterben jedoch immer noch Menschen, weil sie nicht rechtzeitig ein Organ erhalten, da es in Deutschland zu wenig Organspender gibt.

Die Gallenblase
Im Gegensatz zur Leber macht sich die Gallenblase, die normalerweise 8 bis 12 Zentimeter lang und 4 bis 5 Zentimeter breit ist und auf der Unterseite der Leber liegt, durchaus mit Druckschmerzen bemerkbar, wenn ihre Funktionen gestört sind. Anders jedoch als der Volksmund vermutet, liegen die Ursachen für Gallenbeschwerden nicht in einer Überproduktion von Gallenflüssigkeit („die Galle läuft über"), sondern in einer verminderten Gallenproduktion oder Gallenausscheidung. Da diese Funktionen jedoch vom autonomen Nervensystem reguliert werden, das eng mit Zentren im Gehirn verbunden ist, die unsere Gefühle steuern, ist die Gallenblase besonders anfällig für fehlgesteuerte Emotionen.

Das häufigste Zeichen für eine Erkrankung der Leber oder der Gallenblase sind Blähungen, Völlegefühl, Verstopfung oder Durchfall, oft im Wechsel, sowie Fett- und Alkoholunverträglichkeit. Bei Verstopfungen des Gallenganges durch Steine können starke Schmerzen, sogenannte Gallenkoliken auftreten. In Deutschland werden wegen übergroßer Gallensteine jährlich mehr als 100.000 Gallenblasenoperationen durchgeführt.

Auf die Gesundheit Ihrer Leber und Ihrer Gallenblase haben Sie selbst einen großen Einfluss, indem Sie auf Ihren Alkohol- und Medikamentenkonsum achten sowie fettes und zu reichhaltiges Essen vermeiden. Aber auch Stress und heruntergeschluckter Ärger bei gleichzeitigem Bewegungsmangel belasten die beiden Organe über Gebühr.

Da Yoga immer ganzheitlich auf körperlicher, geistig-emotionaler und energetischer Ebene wirkt, profitieren auch Leber und Gallenblase von Ihrer Yogapraxis. Vor allem aber die folgenden Übungen helfen, die Leber und die Verdauung zu aktivieren und ganz allgemein die Bauchorgane zu stimulieren und zu massieren.

Übungssequenz Leber und Galle

Einseitige Vorbeuge (Janu Shirshasana)
Diese Vorbeuge gehört zu den Sitzhaltungen. Die Vorderseite der Wirbelsäule wird gestreckt, Spannungen in den Beinen und den Hüftgelenken werden gelockert.

HILFSMITTEL:	Decke, Gurt
ANLEITUNG:	Beginnen Sie in der Stabhaltung (s. S. 31) mit einer Decke unter dem Gesäß.

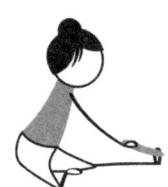

Winkeln Sie das rechte Bein an und legen Sie die rechte Fußsohle an die Innenseite des linken Oberschenkels. Rechtes Hüftgelenk und rechtes Knie sinken auf die Matte.

Legen Sie einen Gurt mittig vor den linken Fuß; die Gurtenden liegen parallel zum linken Bein.

Heben Sie einatmend die Arme über den Kopf, ohne dabei die Schultern hochzuziehen.

Beugen Sie leicht das linke Knie, neigen Sie sich dann ausatmend mit geradem Rücken nach vorne über das linke Bein. Achtung: Der Rücken soll nicht rund werden. Schieben Sie das Brustbein nach vorne und oben.

Ergreifen Sie den Gurt und spannen Sie ihn um den linken Fußballen. Ziehen Sie ihn mit beiden Händen sanft Richtung Kopf und lassen Sie gleichzeitig den Bauch Richtung Oberschenkel sinken.

Die Schultern sinken nach hinten, unten und außen; die Oberarme sind zentriert im Schultergelenk.

DAUER:	Lassen Sie den Kopf locker hängen und versuchen Sie das linke Bein so weit wie möglich zu strecken. 5 bis 10 Atemzüge; wiederholen Sie die Vorbeuge zur anderen Seite.
MODIFIKATION:	Keine
WIRKUNG:	Stärkt die Verdauungsorgane, vor allem Leber und Galle, stabilisiert den Blutdruck, lockert Schultern und Hüften.
GEGENANZEIGE:	Akute Bandscheibenprobleme, akute Bauchschmerzen, akute Entzündungen im Bauchraum und im Hüftgelenk

Boot (Navasana)

Das Boot ist gleichzeitig eine Sitz- und eine Gleichgewichtshaltung, die von der Seite wie ein Boot aussieht. Das Boot kräftigt Bauch- und Rückenmuskulatur.

HILFSMITTEL:	Gurt
ANLEITUNG:	Kommen Sie in die Stabhaltung (s. S. 31). Beugen Sie die Beine und umfassen Sie die Kniekehlen.
	Einatmend heben Sie das Brustbein weit nach vorne und oben und lassen die Schultern nach hinten unten sinken. Dabei verlagern Sie das Gewicht nach hinten.
	Heben Sie die Füße vom Boden, und strecken Sie die Unterschenkel langsam nach oben aus, bis sie sich parallel zur Matte befinden. Strecken Sie nun die Arme seitlich neben dem Körper aus. Wenn Sie das Gleichgewicht verlieren, umfassen Sie wieder die Kniekehlen. Balancieren Sie auf den Sitzbeinhöckern!
	Achtung: Der Rücken sollte ganz gestreckt bleiben! Sie sollten den Eindruck haben, leicht ins Hohlkreuz zu fallen!
	Wenn Sie die Haltung verlassen wollen, stellen Sie die Füße auf, greifen mit den Armen um die Knie und lassen die Stirn auf die Knie sinken.

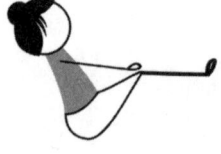

DAUER:	5 bis 10 Atemzüge

MODIFIKATION:	Legen Sie einen Gurt um die Fußballen, strecken Sie die Beine schräg nach vorne oben aus, bis sie ganz gestreckt sind, und halten Sie sich mit dem zwischen den Füßen und den Händen aufgespannten Gurt im Gleichgewicht.
WIRKUNG:	Aktiviert die Energiebahnen von Leber und Galle, regt intensiv die Verdauung und den Stoffwechsel an, kräftigt die Rumpfmuskulatur, vor allem die Muskulatur der Bauchdecke, verbessert das Gleichgewicht, stärkt Durchhaltevermögen und Kraft.
GEGENANZEIGE:	Akute Beschwerden im unteren Rücken, Bandscheibenvorfall und Gleitwirbel, Entzündungen in Bauchraum und in den Hüftgelenken, extrem schwache Bauch- und Rückenmuskulatur

Bananenstellung (Bananasana)

Die Bananenstellung ist eine Übung aus dem Yin Yoga, das vor allem die Energiebahnen im Körper harmonisiert. Alle Yin-Yoga-Übungen sollten länger gehalten werden, damit sie ihre volle Wirkung entfalten können.

HILFSMITTEL:	Keine
ANLEITUNG:	Kommen Sie mit geschlossenen Beinen in die Rückenlage und strecken Sie einatmend die Arme über dem Kopf aus.
	Legen Sie die nach oben zeigenden Handflächen ineinander oder nebeneinander.
	Heben Sie das Becken an und versetzen Sie es an den rechten Mattenrand. Schieben Sie die Füße und den Oberkörper zum linken Mattenrand. Sie liegen nun in „Bananenform" auf der Matte.
DAUER:	3 bis 5 Minuten; wiederholen Sie dann die Bananenstellung zur anderen Seite.
MODIFIKATION:	Legen Sie den rechten Fuß über den linken bzw. umgekehrt, um die Dehnung zu intensivieren.

WIRKUNG: Aktiviert die Energiebahn der Gallenblase, dehnt die ganze Seite des Körpers, regt die Zwerchfellatmung an, dehnt die Wirbelsäule, löst Verspannungen in der Wirbelsäule und macht sie beweglicher, löst Blockaden in den Schultern.

GEGENANZEIGE: Keine

Glückliches Baby (Ananda Balasana)

Auch die Haltung des Glücklichen Babys gehört zu den Yin-Yoga-Übungen und wirkt harmonisierend auf Geist und Seele.

HILFSMITTEL: Keine

ANLEITUNG: Kommen Sie in Rücklage auf die Matte und stellen Sie die Füße vor dem Becken auf. Ziehen Sie die gebeugten Beine mit brustweit geöffneten Knien zum Oberkörper, bis die Unterschenkel im rechten Winkel zu den Oberschenkeln stehen. Die Zehen sind Richtung Schienbein gezogen, sodass die Füße im rechten Winkel zu den Unterschenkeln stehen.

Greifen Sie zwischen den Beinen durch und umfassen Sie die Außenkanten der Füße. Ziehen Sie die Knie Richtung Achselhöhlen. Achtung: Lassen Sie die Füße nicht zusammenfallen.

DAUER: 2 bis 3 Minuten

MODIFIKATION: Schaukeln Sie von einer zur anderen Seite.

WIRKUNG: Aktiviert unter anderem die Energiebahnen der Leber und der Gallenblase, entspannt das Becken und den Beckenboden, löst die Leisten.

GEGENANZEIGE: Keine

Milz – Daher kommt der Spleen

Die Milz und das Pils

Trotz intensiver Recherche konnte ich zunächst keine Redewendung finden, die mit der Milz verbunden ist. Dann erinnerte ich mich plötzlich an den Stammtischspruch „zwischen Leber und Milz passt immer noch ein Pils". Obwohl ja nun eher eine vulgäre Formulierung, sagt sie doch einiges über die Zusammenhänge der beiden Organe und drückt aus, was beiden Organen nicht gut tut.

In der Traditionellen Chinesischen Medizin (TCM) wird starken Emotionen jeweils ein bestimmtes Organ zugeordnet: die Freude dem Herzen, der Ärger oder Zorn der Leber, die Besorgtheit und Trauer den Lungen, die Angst und der Schrecken den Nieren und die Nachdenklichkeit bzw. das Grübeln der Milz. Ablehnung, Abwehr und mangelndes Selbstwertgefühl bis hin zur Selbstzerstörung gehören in der TCM zu den Befindlichkeitsstörungen, die die Milz massgeblich beeinflussen. Es gehört laut TCM zu ihren Aufgaben, zusammen mit der Bauchspeicheldrüse für die Trennung von klaren und trüben Gedanken zu sorgen.

Die chinesische Medizin räumt der Milz nicht nur eine wichtige Funktion bei der Nahrungsaufnahme und -verdauung sowie den Ausscheidungsprozessen ein, sondern sieht in ihr das System, das die Qualität unseres Blutes und damit die Qualität unserer Lebenskraft grundlegend beeinflusst. Ich denke daher, dass es für uns unerlässlich ist, auch der Milz, deren Bedeutung in der Schulmedizin ein Schattendasein führt, mehr Beachtung zu schenken, wenn ihr in einem ganzheitlichen Gesundheitssystem wie der TCM eine so große Rolle zugeschrieben wird, bei der es um nichts Geringeres als die Lebensenergie schlechthin geht.

Bewusstheitsübung

Legen Sie sich mit dem Rücken auf eine bequeme Unterlage. Schließen Sie Ihre Augen und legen die rechte Hand dorthin, wo Sie Ihre Milz vermuten (Tipp: unter dem linken unteren Rippenbogen). Nehmen Sie Kontakt mit Ihrer Milz auf, indem Sie tief und gleichmäßig in die Stelle unter Ihrer Hand atmen. Nehmen Sie sich Zeit, konzentrieren Sie sich ganz auf Ihre Milz und verbinden Sie sich mit ihr. Wissen Sie, welche Arbeit die Milz in Ihrem Körper leistet? Glauben Sie, dass Sie auf Ihre Milz verzichten könnten?

Immunsystem auf Hochtouren

Die Milz wiegt zwischen 150 und 200 Gramm, hat in etwa die Größe einer Niere, ist also etwa 11 Zentimeter lang, 7 Zentimeter breit und 4 Zentimeter dick und liegt im linken Oberbauch unterhalb des Zwerchfells und oberhalb der linken Niere. Die Milz ist in den Blutkreislauf eingeschaltet und unser komplettes Blut wird jeden Tag etwa 500-mal durch sie hindurch gepumpt!

Da die Milz unterschiedliche Gewebestrukturen mit unterschiedlichen Aufgaben besitzt, funktioniert sie zum einen als Filteranlage unseres Blutsystems und ist zum anderen ein wichtiger Bestandteil unseres Immunsystems. In ihrem roten, gut durchbluteten Bindegewebenetz werden die jungen roten Blutkörperchen durchgespült und die älteren roten Blutkörperchen abgebaut.

Das weiße Organgewebe gehört zu unserem Immunsystem. Dort speichert die Milz eine bestimmte Art weißer Blutkörperchen (Lymphozyten), die auf Krankheitserreger wie zum Beispiel Bakterien reagieren, die mit dem Blut in die Milz gelangen. Bei Bedarf werden die in der Milz gespeicherten Lymphozyten in das Blut ausgeschüttet und können so Infektionen abwehren. Das weiße Bindegewebe der Milz produziert darüber hinaus spezielle Abwehrstoffe (Immunglobuline) gegen Krankheitserreger. Wenn der Körper gegen „Eindringlinge" kämpft, zum Beispiel gegen Viren, Bakterien oder Parasiten, vermehrt sich das Abwehrgewebe der Milz.

Besonders Kinder sind bis zum sechsten Lebensjahr auf die Funktion der Milz angewiesen, da sie bei ihnen an der Bildung der roten Blutkörperchen beteiligt ist. Häufig werden Krankheiten, die die Milz betreffen, durch bakterielle oder virale Infektionen ausgelöst wie zum Beispiel Drüsenfieber, Tuberkulose oder Malaria. Es kommt dann zu einer schmerzhaften Milzschwellung (Splenomegalie), bei der die Milz bis auf das Doppelte ihres normalen Gewichts anschwellen kann.

Durch einen Unfall oder eine gebrochene Rippe kann es auch zu einem Milzriss kommen, der schnell zu hohem Blutverlust führt, da die Milz gut durchblutet ist. Wenn dann die operative Blutstillung nicht gelingt, muss die Milz komplett entfernt werden.

Bereits zu Beginn des Kapitels habe ich darauf hingewiesen, dass die Schulmedizin die Funktionen der Milz und dementsprechend auch die Folgen nach ihrer Entfernung nicht in derselben Weise würdigt wie die chinesische Medizin. Es ist daher auch nicht verwunderlich, dass es von Seiten westlicher Mediziner kaum Ermahnungen gibt, auf die Gesundheit der Milz zu achten, wie dies zum Beispiel bei der Leber der Fall ist.

Aber wenn auch die Erkrankungen der Milz zunächst die Vermutung zulassen, dass die Milz durch unsere Lebensgewohnheiten nicht unmittelbar geschädigt werden kann, kann eine geschwächte Milz – ähnlich wie eine geschwächte Leber – verschiedene chronische Symptome auslösen, wie Müdigkeit, Konzentrationsschwäche, Verdauungsstörungen, Nebenhöhlenentzündungen oder Ödeme. Wird die Milz hingegen gestärkt, bilden sich mehr Immunzellen, die den Organismus schützen.

Für die Milz gilt daher dasselbe wie für die Leber: Alkohol und fettreiches Essen im Übermaß erschöpfen diese Organe auf die Dauer und es ist dann doch besser, den beiden nicht noch ein weiteres Pils zuzumuten!

Die chinesische Medizin sieht darüber hinaus in intellektueller Reizüberflutung und zu starker geistiger Aktivität eine Ursache für Störungen der Milz, der ja – wie eingangs erwähnt – Nachdenklichkeit und Grübelei als Emotionen zugeordnet werden.

Wussten Sie schon, dass die Milz als Spiegel der Emotionen gilt?

Das englische Wort für Milz ist *spleen*. Spricht man im Deutschen umgangssprachlich von Menschen, die einen „Spleen" haben, meint man meistens und eher abwertend, dass diese leicht verrückt sind. Könnte es also sein, dass der Volksmund hier wieder einen Zusammenhang erkannt hat, der zwar in der konventionellen Medizin keine Beachtung findet, wohl aber in der chinesischen Medizin, die ja Funktionsstörungen der Milz mit gestörten emotionalen und geistigen Befindlichkeiten in Verbindung bringt?

Und dies ist dann auch schon wieder die Überleitung zum Yoga, der Königsdisziplin, wenn es um die Beruhigung des Geistes geht. Mit den folgenden Übungen kann neben anderen Bauchorganen auch die Milz massiert und tonisiert werden.

Übungssequenz Milz

Dreieck (Trikonasana)
Das Dreieck ist gleichzeitig eine Steh- und eine Winkelhaltung und verbindet die Vorzüge beider Haltungen mit ihren vielseitigen Wirkungen auf den gesamten Körper.

HILFSMITTEL:	Block
ANLEITUNG:	Stellen Sie sich in die Berghaltung (s. S. 29) und springen Sie ausatmend in die Grätsche. Drehen Sie den rechten Fuß im rechten Winkel nach außen und den linken Fuß 45 Grad nach innen. Beide Oberschenkel sind leicht nach außen gedreht. Die rechte Ferse schiebt fest in den Boden. Achten Sie darauf, dass das Becken aufgerichtet (Steißbein nach unten), der Bauch nach innen gezogen ist. Platzieren Sie den Block an der Außenseite der rechten Wade. Heben Sie einatmend die Arme und strecken Sie sie weit zu beiden Seiten. Die Schultern sinken nach hinten, unten und außen. Die Oberarme sind leicht nach außen und die Unterarme leicht nach innen gedreht. Der Oberkörper ist aufgerichtet. Strecken Sie den Oberkörper lang zur rechten Seite und beugen Sie sich zum rechten Bein. Stützen Sie sich mit der rechten Hand auf dem Block ab. Der linke Arm zeigt senkrecht nach oben und kippt nicht nach hinten weg. Die Handinnenfläche zeigt nach vorne. Strecken Sie die ganze linke Rumpfseite und drehen Sie den Oberkörper weit auf. Achtung: Die Schulterblätter befinden sich auf einer Linie und der Hinterkopf bildet eine Linie mit der Wirbelsäule. Der Kopf folgt mit langem Nacken der Drehung; der Blick geht nach oben Richtung Hand. Beide Füße sind aktiv mit nach oben gezogenen Innenknöcheln der Fußgelenke und fest auf der Matte verankerten Fersen, Großzehballen und Außenfersen. Beide Beine sind komplett gestreckt. Einatmend lösen Sie die Stellung wieder auf, indem Sie den Oberkörper langsam wieder aufrichten.
DAUER:	5 bis 10 Atemzüge; führen Sie das Dreieck anschließend zur anderen Seite aus.

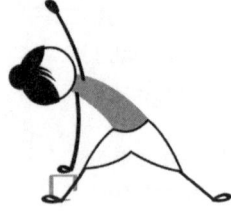

MODIFIKATION: Blicken Sie bei Schwindel oder zu hohem Blutdruck nach unten auf den Boden.

WIRKUNG: Stärkt die inneren Organe, hilft bei Verdauungsstörungen und Blähungen, löst Verspannungen im Becken, steigert die Belastbarkeit des unteren Rückens, kräftigt die Rumpfmuskulatur, den Hals, die Nackenmuskulatur und die Fußmuskulatur.

GEGENANZEIGE: Keine

Pflug (Halasana)

Der Pflug gehört zu den Umkehrhaltungen. Neben seiner heilsamen Wirkung auf die Bauchorgane dehnt er intensiv den Nacken und befreit die gesamte Wirbelsäule von Blockaden.

HILFSMITTEL: Decke, Stuhl, Wand

ANLEITUNG: Platzieren Sie eine gefaltete Decke (70 x 50 Zentimeter) quer in der Mitte der Matte. Stellen Sie einen Stuhl ans obere Ende der Matte. Legen Sie sich mit dem Rücken so auf die Decke, dass der Schultergürtel fast mit dem oberen, geschlossenen Deckenrand abschließt. Kopf und Nacken liegen auf der Matte oberhalb der Decke.

Ziehen Sie die Beine an und strecken Sie sie einatmend senkrecht nach oben aus. Die Arme liegen seitlich neben dem Körper. Rollen Sie das Becken über das Kreuzbein nach oben und ziehen Sie das Steißbein in Richtung Schambein.

Winkeln Sie die Arme an und unterstützen Sie den unteren Rücken mit den Händen, während Sie sich langsam Wirbel für Wirbel weiter aufrollen bis sich die Beine schräg über dem Kopf befinden. Stellen Sie die Zehen auf der Sitzfläche des Stuhls ab. Dehnen Sie den Nacken lang und rollen Sie den Kopf ein.

Ausatmend lösen Sie die Stellung wieder auf, indem Sie die Beine anheben und sich Wirbel für Wirbel wieder nach unten abrollen.

DAUER: 5 bis 10 Atemzüge

MODIFIKATION: Stellen Sie die Füße gegen eine Wand.
WIRKUNG: Regt die Milz sowie alle andern Bauchorgane an, fördert die Verdauung, reguliert Bluthochdruck, dehnt den Nacken intensiv, streckt die Wirbelsäule, erhöht die Energie und stärkt das vegetative Nervensystem.
GEGENANZEIGE: Durchblutungsstörungen, Halswirbelsäulenprobleme, Durchfall

Totenstellung (Shavasana)
Diese Übung heißt Totenstellung, weil der Körper so reglos wie der eines Toten auf der Matte liegt. Die Totenstellung ist die klassische Entspannungshaltung im Yoga, weil die Aufmerksamkeit aus der Außenwelt komplett zurückgezogen wird. Üben Sie die Totenstellung immer am Ende der Yogapraxis!

HILFSMITTEL: Decke, Kissen
ANLEITUNG: Legen Sie sich mit dem Rücken auf die Matte. Die Beine sind hüftbreit geöffnet und die Zehen fallen nach außen. Die Arme liegen seitlich neben dem Körper; die Handflächen zeigen nach oben.

Schließen Sie die Augen, und ziehen Sie die Aufmerksamkeit ganz in den Körper zurück. Konzentrieren Sie sich mehr und mehr auf den Atem. Atmen Sie ruhig, tief und gleichmäßig in den Bauch. Versuchen Sie möglichst regungslos liegen und dabei wach zu bleiben. Lassen Sie jede Spannung aus dem Körper weichen.

DAUER: 7 bis 15 Minuten
MODIFIKATIONEN: • Decken Sie sich mit einer Decke zu.
• Legen Sie ein Kissen unter den Kopf.
WIRKUNG: Reduziert Stress, beruhigt die Nerven, gibt Seelenfrieden, lindert nervöse Anspannung und Schlaflosigkeit, entspannt den ganzen Körper.
GEGENANZEIGE: Keine

Nieren und Blase – Sammeln Sie keine Steine

Wenn es an die Nieren geht

Wenn Ihnen etwas „an die Nieren geht", sind Sie entweder tief berührt oder schockiert und fühlen sich Ihrer Kraft beraubt. Diese Redewendung entstand im Mittelalter, als man noch davon ausging, dass starke Emotionen von den Nieren herrühren und dass die Vitalität eines Menschen geschwächt wird, wenn er durch zu starke Gemütsbewegungen aus der Bahn geworfen wird. Man nahm an, dass die Nieren der Ort im menschlichen Körper sind, an dem sich Kraft und Leidenschaft sammeln. Auch in der chinesischen Medizin wird die Niere mit Willenskraft assoziiert.

Will man jemanden „auf Herz und Nieren" prüfen, ist damit gemeint, dass man die Person gründlich auf die Probe stellen will, bevor man sich ihr anvertraut oder ihr eine Angelegenheit oder Sache überlässt. Der Ausdruck stammt aus der Bibel und findet sich dort gleich an mehreren Stellen, zum Beispiel „Lass der Gottlosen Bosheit ein Ende nehmen, aber die Gerechten lass bestehen; denn du, gerechter Gott, prüfest Herzen und Nieren" (Psalm 7.10) oder „Aber du, Herr Zebaoth, du gerechter Richter, der du Nieren und Herzen prüfst, lass mich deine Rache über sie sehen, denn ich habe dir meine Sache befohlen" (Jeremia 11,20).

Auch die Blase ist in der psychosomatischen Medizin ein Organ, das unmittelbar auf Stress und starke Emotionen reagiert, und zwar unabhängig davon, wodurch die seelische Belastung provoziert wird. Wem ist es nicht schon einmal passiert, dass er vor lauter Aufregung dauernd zur Toilette rennen musste? Die Ursache dieser vorübergehenden Blasenschwäche resultiert aus der Beteiligung des vegetativen Nervensystems an der Blasensteuerung, das auf Überreizung sehr empfindlich reagieren kann. Die Blase fungiert dann als Druckausgleich, der das psychische Gleichgewicht wiederherstellt.

Bewusstheitsübung

Setzen Sie sich auf einen bequemen Stuhl, schließen Sie die Augen und legen Sie jeweils eine Hand auf Ihre Nieren. Nehmen Sie Kontakt mit Ihren Nieren auf, indem Sie tief und gleichmäßig durch Ihre Hände in die Nieren atmen. Nehmen Sie sich Zeit, konzentrieren Sie sich ganz auf Ihre Nieren und verbinden Sie sich mit ihnen. Was wissen Sie über die Funktion der Nieren? In welcher Weise sind sie an unserer Gesunderhaltung beteiligt? Machen Sie sich auch hier bewusst, wie wertvoll dieses Organ für Sie ist und wie sehr es „ackert", nur damit Sie gesund bleiben.

Legen Sie anschließend Ihre Hände übereinander auf Ihren unteren Bauch und nehmen Sie Kontakt mit Ihrer Blase auf, indem Sie tief und gleichmäßig durch Ihre Hände in Ihren Unterbauch atmen. Nehmen Sie sich Zeit, konzentrieren Sie sich ganz auf Ihre Blase und verbinden Sie sich mit ihr.

Bleiben Sie sitzen und stellen Sie sich Ihre Blase vor: Wo genau befindet sie sich? Welche Form, welche Größe und welches Gewicht hat sie? Was wissen Sie über Ihre Blase und deren Funktionen?

Die vielfältigen Aufgaben der Multitalente

Die Nieren

Die Nieren, die sich neben der Wirbelsäule in Höhe der unteren Rippen befinden, sind paarweise angelegte Organe des Harnsystems mit der Aufgabe, Stoffwechselendprodukte auszuscheiden. Jede Niere ist 9 bis 12 Zentimeter lang, 4 bis 6 Zentimeter breit und 3 bis knapp 5 Zentimeter dick. Eine einzelne Niere wiegt etwa 150 g. Die Oberfläche der Nieren ist meist glatt, und sie sind sehr gut durchblutet.

Eine der wesentlichen Aufgaben der Nieren ist die Ausscheidung der Endprodukte des Eiweißstoffwechsels. Darüber hinaus filtern die Nieren Giftstoffe durch Harnbildung aus dem Körper, gleichen den Flüssigkeitshaushalt aus und regulieren den Blutdruck. Und das ist noch nicht alles, denn sie kontrollieren auch noch den Säure-Basen-Haushalt und produzieren Hormone für die Blutbildung.

Die Nieren weisen eine beachtliche Filterleistung auf, denn pro Tag durchfließen bei einem erwachsenen Menschen 1800 Liter Blut die Nieren, was dem 300-fachen des Blutvolumens seines Körpers entspricht. Daraus filtern die beiden Organe täglich 180 Liter Primärharn, der jedoch noch zahlreiche, für den Körper wertvolle Stoffe enthält und daher schließlich auf rund 1,4 Liter Urin konzentriert und ausgeschieden wird.

Eine Funktionsbeeinträchtigung der Nieren kann durch verschiedene Ursachen ausgelöst werden wie zum Beispiel Zuckerkrankheit, Bluthochdruck, die übermäßige Einnahme von bestimmten Schmerzmitteln und entzündliche Nierenerkrankungen. Da die Nieren allmählich und fortschreitend geschädigt werden und zunächst gesundes Nierengewebe die Aufgaben von erkranktem Gewebe übernimmt, werden Erkrankungen oft nicht rechtzeitig bemerkt. Wird dann chronisches Nierenversagen festgestellt, ist es oft zu spät und es verbleibt nur Dialyse oder Transplantation als Behandlungsoption.

Zu den häufigsten Nierenerkrankungen gehören Nierensteine, die sich in Form von kleinen Kristallen in der Niere ablagern und zu schmerzhaften Koliken oder Entzündungen führen können, wenn sie sich lösen und „wandern". Während die Schulmedizin noch nach den Ursachen forscht und lediglich annimmt, das erbliche Faktoren wie Stoffwechselstörungen, Flüssigkeitsmangel oder Diäten und Infektionen eine Rolle spielen könnten, sehen die psychosomatische und die chinesische Medizin die Ursachen in schwierigen Arbeits- und Beziehungsverhältnissen und starken Ängsten.

Die Blase

Der in den Nieren gebildete Urin gelangt durch die Harnleiter in die Blase, in der er gesammelt wird, um von dort über die Harnröhre ausgeleitet zu werden. Die Harnblase ist ein Hohlorgan, das im vorderen Bereich des kleinen Beckens hinter dem Schambein liegt. Form und Größe der Blase sind stark von ihrem Füllungszustand abhängig.

Das normale Fassungsvermögen der Blase beträgt maximal 800 Milliliter. Schon bei einer Füllung ab 200 Milliliter setzt – abhängig von der individuellen Konstitution – ein mehr oder weniger starker Harndrang ein.

> **Wussten Sie schon, dass Sie mit Pipi Wäsche waschen können?**
>
> Abgestandener, sogenannter „gefaulter" Urin, in dem sich alkalisches Ammoniak bildet, wurde in der Antike als Reinigungsmittel eingesetzt. So standen im alten Rom an verkehrsreichen Straßen amphorenförmige Latrinen, in denen Urin für die Wäscher gesammelt wurde. Der römische Kaiser Vespasian, dem es während seiner Herrschaftszeit im ersten Jahrhundert nach Christus gelang, das Reich auch finanziell zu stabilisieren, ging sogar so weit, eine Urinsteuer zu erheben. Seinem Sohn Titus, der ihn deshalb tadelte, soll er mit den Worten *Pecunia non olet* (Geld stinkt nicht) eine Münze unter die Nase gehalten haben.

Blasenentzündung ist eine der häufigsten Blasenerkrankungen, von der Frauen öfter betroffen sind als Männer, da die Harnröhre bei Frauen aus anatomischen Gründen wesentlich kürzer als beim Mann ist und so Keime leichter in die Blase gelangen und dort Infektionen auslösen können.

Andere Formen der Blasenerkrankung sind Inkontinenz, bei der das Ausscheiden des Urins nicht willentlich zurückgehalten und kontrolliert werden kann, und Reizblase, bei der man einen ständigen Harndrang verspürt, obwohl die Blase nicht voll ist.

Die Ursachen hierfür können sein:
- eine Fehlsteuerung des Blasenmuskels,
- eine Übersensibilität der Schleimhaut,
- eine Entzündung,
- Hormonschwankungen und
- psychische Störungen.

Auch was Nieren- und Blasenerkrankungen betrifft, können Sie selbst vorbeugend aktiv werden. Ganz grundsätzlich erreichen Sie über die Faktoren Ernährung, Bewegung und Stressreduzierung die Nieren und die Blase ebenso wie alle anderen Organe.

Mit den hier vorgestellten Übungen können Sie die Funktionen von Nieren und Blase erfolgreich unterstützen.

Übungssequenz Nieren und Blase

Winkelhaltung im Sitzen (Baddha Konasana)
Die Winkelhaltung im Sitzen fördert die Durchblutung von Becken, Rücken und Unterleib und stärkt dadurch die Organe des Bauch- und Beckenraums. Gleichzeitig öffnet sie die Hüften. Sie kann jederzeit praktiziert werden.

HILFSMITTEL: 2 Blöcke, Kissen, Wand

ANLEITUNG: Setzen Sie sich in der Stabhaltung (s. S. 31) mit einem Kissen unter dem Gesäß auf die Matte. Winkeln Sie die Beine so an, dass die Knie nach außen fallen und legen Sie die Fußsohlen aneinander. Ziehen Sie die Füße Richtung Becken, aber nur so weit, dass das Becken nicht nach hinten kippt. Umfassen Sie die Fußknöchel mit den Händen.

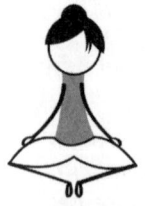

Ziehen Sie den unteren Bauch ein und richten Sie Becken und Oberkörper gerade auf. Die Schultern sinken nach hinten, unten und außen. Das Kinn ist parallel zum Boden. Achtung: Der untere Rücken muss gestreckt bleiben!

Atmen Sie tief und ruhig.

DAUER: 2 bis 3 Minuten

MODIFIKATIONEN:
- Legen Sie Blöcke unter die Knie, um diese abzustützen.
- Setzen Sie sich mit dem Rücken gegen eine Wand, damit es Ihnen leichter fällt, den Rücken aufrecht zu halten.
- Legen Sie die Hände hinter dem Rücken, neben dem Gesäß auf den Boden. Die Finger zeigen nach vorne. Heben Sie das Brustbein.

WIRKUNG: Stärkt Nieren und Prostata, hilft bei Harnwegserkrankungen, entlastet Blase und Gebärmutter, entspannt die Organe des Bauchraums, dehnt die Beininnenseiten und die Leisten.

GEGENANZEIGE: Gebärmuttersenkung, akute Entzündungen im Bauchraum und im Hüftgelenk

Heuschrecke (Shalabasana)

Die Heuschrecke gehört zu den Rückbeugen. Sie stärkt intensiv den unteren Rücken und löst Verspannungen im Lendenbereich.

HILFSMITTEL: Keine

ANLEITUNG: Kommen Sie in Bauchlage auf die Matte. Verschränken Sie die Hände auf dem Rücken und legen Sie die Stirn auf der Matte ab.

Heben Sie einatmend gleichzeitig Stirn, Brustkorb und Beine von der Matte ab und ziehen Sie die Schulterblätter nach hinten, unten und innen. Ziehen Sie sich in beide Richtungen lang auseinander. Die Streckung ist wichtiger als das Anheben der Beine und Arme.

Achtung: Rollen Sie das Steißbein Richtung Schambein ein, um nicht ins Hohlkreuz zu fallen. Verkürzen Sie nicht den Nacken, wenn Sie den Kopf anheben; der Blick ist zum Boden gerichtet.

DAUER:	5 bis 15 Atemzüge
MODIFIKATIONEN:	• Heben Sie nur den Brustkorb und lassen Sie die Füße und Beine auf der Matte liegen.
	• Halten Sie die Arme parallel zum Oberkörper, die Handflächen zeigen nach oben und heben Sie einatmend Kopf, Brustkorb, Arme und Beine oder nur Kopf, Brustkorb und Arme.
	• Legen Sie die Stirn auf die Hände, heben Sie nur ein Bein und strecken sie es weit nach hinten aus. Üben Sie anschließend mit dem anderen Bein.
WIRKUNG:	Regt die Nierentätigkeit an, fördert die Verdauung und die Fettverbrennung, kräftigt die Muskeln des unteren Rückens und der Beinrückseiten.
GEGENANZEIGE:	Akute Bandscheibenprobleme im unteren Rücken, akute Entzündungen im Bauch- und Beckenraum, nach frischen Operationen an der Vorderseite des Körpers (wegen der Narbenbildung)

Sphinx (Sphinx)

Die Sphinx gehört zu den Übungen des Yin Yoga. Sie ist eine passive Rückbeuge und sollte wie alle Yin-Yoga-Übungen länger gehalten werden.

HILFSMITTEL:	Keine
ANLEITUNG:	Kommen Sie in die Bauchlage und strecken Sie ausatmend die Arme nach vorne aus. Ziehen Sie einatmend die Unterarme zum Rumpf zurück bis sich Ober- und Unterarme im rechten Winkel befinden. Die Ellenbogen stehen senkrecht unter den Schultern. Richten Sie den Oberkörper auf, indem Sie das Brustbein nach vorne und oben schieben.

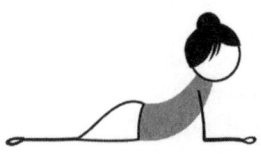

Achtung: Beugen Sie den Oberkörper nur aus der Brustwirbelsäule zurück; die Lendenwirbelsäule bleibt komplett am Boden. Der Nacken bleibt lang, das Kinn ist parallel zum Boden. Die Schultern sinken nach hinten, unten und außen. Die Beine sind hüftweit geöffnet und lang nach hinten ausgestreckt. Rollen Sie das Steißbein ein und drücken Sie das Schambein fest gegen die Matte.

Sie kommen aus der Stellung heraus, indem Sie die Arme wieder nach vorne ausstrecken und den Oberkörper sanft ablegen.

DAUER: 3 bis 5 Minuten

MODIFIKATIONEN:
- Bringen Sie die Ellenbogen seitlich weiter weg vom Rumpf, wenn es sich für Ihren Rücken besser anfühlt.
- Ziehen Sie die Unterarme nur so weit zum Rumpf zurück, dass die Arme bei aufgerichtetem Oberkörper gestreckt bleiben können.

WIRKUNG: Aktiviert die Energiebahnen von Nieren und Blase, Magen und Milz, kräftigt die Rückenmuskultur, dehnt den Brustraum, regt das Verdauungsfeuer an, steigert das Durchhaltevermögen.

GEGENANZEIGE: Akute Bandscheibenprobleme, akute Entzündungen im Bauchraum, in den Schultern oder der Brust, ab dem 5. Monat der Schwangerschaft

Knie zum Brustkorb (Apanasana)

Apanasana ist eine Entspannungshaltung, die nicht nur die Organe des Bauchraums entlastet, sondern auch Körper und Geist regeneriert und ins Gleichgewicht bringt.

HILFSMITTEL: Keine

ANLEITUNG: Kommen Sie in Rückenlage auf die Matte. Beugen Sie die Beine, umfassen Sie die Knie mit den Händen und ziehen Sie ausatmend die Beine zum Bauch. Achtung: Becken und unterer Rücken sollen sich nicht von der Matte lösen!

Schieben Sie die Knie einatmend wieder vom Körper weg, bis die Arme ganz gestreckt sind. Die Schultern bleiben auf der Matte, der Nacken ist entspannt.

Führen Sie die Übung in Ihrem Atemrhythmus fort.

DAUER: 10 bis 15 Atemzüge

MODIFIKATIONEN:
- Ziehen Sie abwechselnd das rechte und das linke Bein an den Bauch und schieben es wieder weg.
- Rollen Sie den Kopf nach vorne ein und schaukeln Sie mit der Kraft der Bauchmuskeln vor und zurück.

WIRKUNG: Entlastet Blase und Gebärmutter, entspannt die Organe des Bauchraums, hilft bei Verdauungsproblemen, dehnt den unteren Rücken und die Gesäßmuskulatur, beruhigt das vegetative Nervensystem, harmonisiert Körper und Geist.

GEGENANZEIGE: Akute Entzündungen im Bauchraum, im Hüft- oder Kniegelenk

Magen und Darm – Lassen Sie sich nicht reizen

Lieber der Schmetterling im Bauch als der Stein im Magen

Wie sich schon vermuten lässt, geht es bei Redewendungen, die sich auf den Magen und den Darm beziehen um Verdauung. Allerdings nicht um die Verdauung von Nahrung, sondern um die sprichwörtliche Verdauung von Gefühlen. Wenn Ihnen etwas auf den „Magen schlägt" oder Sie haben „einen Stein im Magen", dann sind Sie emotional angeschlagen, tun sich schwer, das Erlebte zu bewältigen, eben zu verdauen, und Sie leiden unter Appetitlosigkeit.

Wenn Sie allerdings „Schmetterlinge im Bauch" haben, sieht die Sache schon wieder ganz anders aus. Dann „geht die Liebe durch den Magen" und für die meisten Menschen gibt es kaum etwas Erfüllenderes, als sich mit der geliebten Partnerin oder dem geliebten Partner kulinarischen Genüssen hinzugeben. Erfährt die Liebe ein unverhofftes Aus oder es tauchen Konflikte unterschiedlichster Art auf, neigen manche Menschen dazu, sich „Kummerspeck" anzufuttern.

Eine plötzliche Bedrohung lässt uns „vor Angst in die Hose machen", und wenn wir dann „die Hose voll haben", muss „der Schock erstmal verdaut" werden. Könnten wir es bewusst steuern, würden wir uns sicher am besten in die Nähe einer Toilette begeben, bevor wir das nächste Mal „Schiss" vor etwas haben.

Treffen Sie eine Entscheidung „aus dem Bauch heraus", ist die Wahrscheinlichkeit hoch, dass Sie ein positives Resultat erwarten können, denn Experimente aus der Hirnforschung zeigen, dass die besten Entscheidungen oft diejenigen sind, die intuitiv getroffen werden. Dies soll jedoch nur dann für komplexe Entscheidungen wie den Kauf eines Autos oder einer Immobilie gelten, wenn es vorher möglich war, alle Informationen über das Objekt detailliert auszuwerten und gegeneinander abzuwägen.

Bewusstheitsübung

Legen Sie sich mit dem Rücken auf eine bequeme Unterlage und schließen Sie Ihre Augen. Legen Sie die linke Hand auf Ihren Bauch oberhalb des Nabels und Ihre rechte Hand unterhalb Ihrer linken Hand auf den Unterbauch. Nehmen Sie Kontakt mit Ihrem Bauch auf, indem Sie tief und gleichmäßig in den Bereich unter Ihren Händen atmen. Nehmen Sie sich Zeit, konzentrieren Sie sich ganz auf Ihren Bauch und verbinden Sie sich mit ihm. Stellen Sie sich vor, wie alles, was Sie zu sich nehmen, von Ihrem Magen und Ihrem Darm verdaut wird. Machen Sie sich bewusst, dass auch diese Organe tagtäglich für Sie arbeiten, und überlegen Sie sich, wie Sie sie dabei unterstützen können.

Stellen Sie sich anschließend die Frage, was Sie bereits über Aufbau und Funktionsweise sowie das komplexe Zusammenspiel der beiden Organe wissen.

Der lange Weg nach draußen

Der Magen
Der Magen liegt im oberen Bauchbereich, etwas links von der Körpermitte. Er gehört zu den Hohlorganen und seine Form und Größe sind individuell unterschiedlich, da sie vom Füllungszustand, der Körperlage und dem Lebensalter abhängen. Bei mäßiger Füllung ist der Magen 20 bis 30 Zentimeter lang und kann 1,2 bis 1,6 Liter Inhalt fassen.

Eine gegenüber anderen Abschnitten des Verdauungskanals besonders dicke Schleimhautschicht, die verhindert, dass sich der Magen selbst verdaut, kleidet den Magen aus. Sie bedeckt die gesamte Magenoberfläche und enthält zahlreiche Drüsen, die unter anderem Magensaft produzieren, der für die Verdauung der Nahrung zuständig ist. Abhängig von der aufgenommenen Menge und Zusammensetzung der Nahrung werden täglich 2 bis 3 Liter Magensaft abgegeben. Nachdem der Speisebrei durch die Speiseröhre in den Magen gelangt ist, wird er von kräftigen Muskeln, die die Magenwand bilden, durch wellenförmige Bewegungen mit dem Magensaft durchmischt und in den Dünndarm transportiert.

Damit wir nicht den ganzen Tag über essen müssen, wie es ohne Magen der Fall wäre, wird die Nahrung vorübergehend gespeichert bis sie teilweise vorverdaut und in kleinen Mengen an den Darm weiter gereicht wird. Wie lange der Speisebrei im Magen bleibt, hängt von der Zusammensetzung der Nahrung ab. Leicht verdauliche Kost wie zum Beispiel Obst und Gemüse bleibt nur etwa 1 bis 2 Stunden im Magen, schwer verdauliche, fetthaltige Nahrung dagegen etwa 5 bis 8 Stunden. Durch die im Magensaft enthaltene Salzsäure werden auch die meisten Krankheitserreger abgetötet.

Zu den häufigsten Magenerkrankungen gehört die Magenschleimhautentzündung. Sie entsteht meist durch ein Ungleichgewicht zwischen der Säureproduktion und dem Säureschutz im Magen. Die Magensäure greift dann die Schleimhaut an. Auslöser einer akuten Magenschleimhautentzündung sind Medikamente, übermäßiger Alkohol- bzw. Nikotingenuss, Bakterien oder Viren.

Eine weitere chronische Entzündung, die neben dem Magen auch den Zwölffingerdarm befallen kann, wird häufig durch das Magenbakterium Helicobacter pylori hervorgerufen. Wird das salzsäureresistente Bakterium nicht rechtzeitig entdeckt und behandelt, ruft es offene Wunden im Magen und im Zwölffingerdarm hervor. Reichen diese Geschwüre tief in die Schleimhaut bis zu den Blutgefäßen, können Blutungen oder sogar ein Magendurchbruch die Folge sein. Risikofaktoren für eine Infektion können eine angeborene Störung der Immunabwehr im Darm, Rauchen, übermäßiger Alkoholgenuss und Stress sein sowie verschiedene Medikamente, wie zum Beispiel Azetylsalizylsäure und bestimme Antirheumatika. Schätzungsweise 20 Prozent der 40-Jährigen und 50 Prozent der über 60-Jährigen in der westlichen Bevölkerung sind mit Helicobacter pylori infiziert.

Bei einem Reizmagen oder Reizdarm handelt es sich um eine Erkrankung, bei der Beschwerden auftreten, ohne dass krankhafte Veränderungen des Magens oder Darms nachgewiesen werden können. Bisher konnten die Ursachen nicht eindeutig geklärt werden; es wird vermutet, dass Ernährungsgewohnheiten, Nahrungsmittelunverträglichkeiten und psychische Belastung eine auslösende Rolle spielen.

Der Darm
Ist der Nahrungsbrei im Dünndarm angelangt, wird er dort zunächst mit Gallen- und Bauchspeichelflüssigkeit durchsetzt und weiter in seine Grundbestandteile wie Kohlenhydrate, Aminosäuren

und Fettsäuren zerlegt, die anschließend von der Schleimhaut des Dünndarms aufgenommen und mit dem Blut zu allen Körperzellen transportiert werden. Die nicht zur Aufnahme geeigneten Nahrungsanteile gelangen in den Dickdarm und werden über den Enddarm ausgeschieden. Je nach Art der aufgenommenen Nahrung dauert es vom Zeitpunkt der Nahrungsaufnahme bis zur Ausscheidung zwischen 33 und 43 Stunden.

Die gesamte Verdauungstätigkeit wird von Hormonen gesteuert, die vom Verdauungsapparat selbst gebildet werden. Das Verdauungssystem ist somit die größte Hormondrüse des Menschen. Der Magen-Darm-Trakt ist aber auch für die Wasseraufnahme aus der Nahrung zuständig und absorbiert täglich etwa 9 Liter Wasser. Die Unterstützung des Immunsystems durch den Darm, der zu über 70 Prozent der Immunkapazität des Gesamtorganismus beiträgt, stellt darüber hinaus eine weitere wichtige Funktion dar.

Zu den häufigsten Darmerkrankungen gehören Darminfektionen, die durch Krankheitserreger und Parasiten ausgelöst werden. Sie gelangten über verdorbenes Essen oder verschmutztes Trinkwasser in den Verdauungstrakt und schädigen die Darmschleimhaut. Betrifft die Entzündung ausschließlich den Wurmfortsatz, spricht man von einer Blinddarmentzündung, die im schlimmsten Fall nur durch die operative Entfernung geheilt werden kann. Morbus Crohn und Colitis ulcerosa sind weitere Darmentzündungen, die entweder nur bestimmte Darmabschnitte, die ganze Darmwand oder die Darmschleimhaut betreffen.

Besonders typisch für den Dickdarm ist das Auftreten von Ausbuchtungen in der Darmschleimhaut (Divertikeln), von denen man vermutet, dass sie bei hartem Stuhl entstehen können, wenn der Darm zu hohen Druck aufwenden muss, um den Darminhalt weiter zu transportieren. Der erhöhte Druck könnte die Bildung der Aussackungen fördern. Blutungen und Entzündungen der Divertikel sind eine häufige Komplikation.

Äußerst unangenehm können für die Betroffenen auch Hämorrhoiden sein. Hämorrhoiden sind Vergrößerungen eines Gefäßpolsters, das den Analkanal umgibt und diesen zusammen mit der Muskulatur verschließt. Als Ursachen gelten vererbbare Faktoren, ballaststoffarme Ernährung und eine ungünstige Sitzhaltung.

Wussten Sie schon, dass es ein Bauchhirn gibt?

Jüngste Forschungen haben gezeigt, dass im Darm ein ungewöhnlich großer Teil der für unser Gefühlsleben so wichtigen Botenstoffe – wie zum Beispiel das „Glückshormon" Serotonin – gebildet wird. Michael Gershon, ein New Yorker Neurowissenschaftler, entdeckte, dass unsere Eingeweide von mehr als 100 Millionen Nervenzellen umhüllt sind und damit die gesamte Zahl der Neuronen des Rückenmarks deutlich übersteigen. Doch nicht nur das: Unsere Eingeweide besitzen einen eigenen Nervenapparat, der dem des Großhirns fast bis ins Detail gleicht. Gershon spricht in seiner neuen Wissenschaft, der Neurogastroenterologie, deshalb vom „Bauchhirn". Auch wenn das Bauchhirn zum autonomen Nervensystem gehört, also zur Gesamtheit jener Nervenzellen, die grundlegende Körperfunktionen regeln und dabei dem Einfluss von Willen und Bewusstsein nicht direkt unterliegen, darf seine enorme Bedeutung für unser Überleben in einer derart komplexen Welt nicht unterschätzt werden, weil es, ähnlich wie das Gehirn, Informationen zusammenführt und verarbeitet.

Ist der Darm gesund, verfügen wir auch seelisch über eine stabilere Gefühlslage und können unser Leben besser meistern. Doch wie sieht die Realität aus? Unsere zivilisierte Lebensweise mit Fast Food, wenig Bewegung, Alkohol und Nikotin macht es unseren Verdauungsorganen nicht gerade leicht, ihre Arbeit störungsfrei zu verrichten ohne Schaden zu nehmen. Und auch wenn wir noch nicht von Magen- oder Darmentzündungen betroffen sind: Das eine oder andere kleinere oder größere Verdauungsproblem schleppt fast jeder hin und wieder mit sich herum. Schmerzen, Druck- oder Völlegefühl, Sodbrennen, Übelkeit, Blähungen, Durchfall oder Verstopfung sind aber bereits Symptome, die darauf hinweisen, dass mit unserem Verdauungsapparat etwas nicht stimmt, und wir sollten sie daher ernst nehmen. Doch obwohl auch die daraus resultierenden Beschwerden wie Kopfschmerzen, Müdigkeit, Abgeschlagenheit, Appetitlosigkeit und Druckgefühl im Magen zusätzlich unangenehm sind, werden sie von uns meistens nicht zum Anlass genommen, etwas an unseren Gewohnheiten zu ändern.

Wie sieht es bei Ihnen aus? Sind Sie bereit, Ihrem Körper und Ihren Verdauungsorganen Gutes zu tun? Dann nichts wie los! Die folgenden Yogaübungen wirken – wie immer – direkt und indirekt auf den Verdauungsapparat und den Geist.

Übungssequenz Magen und Darm

Vorbeuge im Sitzen (Paschimottanasana)
Die Vorbeuge dehnt intensiv die gesamte Körperrückseite und streckt die Wirbelsäule. Obwohl sie die Lebensenergie in allen Körperbereichen aktiviert, hat sie dennoch eine beruhigende Wirkung.

HILFSMITTEL: Decke, Gurt

ANLEITUNG: Beginnen Sie in der Stabhaltung (s. S. 31) mit einer Decke unter dem Gesäß. Legen Sie einen Gurt mittig vor die Füße; die Gurtenden liegen parallel zu den Beinen. Beugen Sie die Knie leicht an, damit Sie sich besser aufrichten können.

Heben Sie einatmend die Arme parallel über den Kopf, ohne dabei die Schultern hochzuziehen. Beugen Sie noch etwas stärker die Knie und neigen Sie sich dann ausatmend mit geradem Rücken nach vorne. Achtung: Der Rücken soll nicht rund werden. Schieben Sie das Brustbein nach vorne und oben.

Ergreifen Sie den Gurt und spannen Sie ihn um die beiden Fußballen. Ziehen Sie den Gurt sanft Richtung Kopf und lassen Sie gleichzeitig den Bauch Richtung Oberschenkel sinken. Die Schultern sinken nach hinten, unten und außen; die Oberarme sind zentriert im Schultergelenk. Lassen Sie den Kopf locker hängen und versuchen Sie die Beine so weit wie möglich zu strecken.

DAUER: 5 bis 10 Atemzüge

MODIFIKATION: Keine

WIRKUNG: Stärkt die Verdauungsorgane, entspannt die Organe des Bauchraums, hilft bei Reizdarm, dehnt die gesamte Körperrückseite, vor allem die Muskulatur der Waden und der Beinrückseiten, hilft bei Hohlkreuz, Rundrücken und Nackenproblemen, beruhigt das Nervensystem.

GEGENANZEIGE: Akute Bandscheibenprobleme, Durchfall, akute Bauchschmerzen, akute Entzündungen im Bauchraum

Vorbeuge im Stehen (Uttanasana)

Auch die Vorbeuge im Stehen dehnt intensiv die Körperrückseite. Neben ihren positiven Wirkungen auf die Bauchorgane kann sie bei Angstgefühlen und Depressionen hilfreich sein.

HILFSMITTEL: 2 Blöcke

ANLEITUNG: Beginnen Sie in der Berghaltung (s. S. 29). Die Blöcke stehen vor Ihren Füßen. Heben Sie einatmend die Arme über den Kopf, ohne dabei die Schultern hochzuziehen. Beugen Sie die Knie- und Hüftgelenke und neigen Sie sich ausatmend mit geradem Rücken nach vorne; der untere Rücken macht einen sanften Bogen. Senken Sie den Oberkörper in Richtung Oberschenkel ab und legen Sie die Hände auf die Blöcke.

Lassen Sie den Oberkörper nun in einem harmonischen Bogen passiv hängen; auch der obere Rücken macht einen sanften Bogen. Lassen Sie auch den Kopf locker hängen und versuchen Sie die Beine so weit wie möglich zu strecken.

Achten Sie auf aktive Füße: Heben Sie die Innenknöchel der Fußgelenke und drücken Sie die Außenfersen und die Großzehballen fest in den Boden.

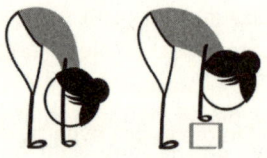

DAUER: 5 bis 10 Atemzüge

MODIFIKATION: Stützen Sie die Hände auf den Schienbeinen ab.

WIRKUNG:	Hilft bei leichten Magen- und Bauchschmerzen, stärkt die Verdauungsorgane, dehnt die gesamte Körperrückseite, vor allem die Muskulatur der Waden und der Beinrückseiten, hilft bei Hohlkreuz, Flach- und Rundrücken, lindert geistige und körperliche Erschöpfung.
GEGENANZEIGE:	Akute Bandscheibenprobleme, heftige Bauchschmerzen, akute Entzündungen im Bauchraum

Kobra (Bhujangasana)

Die Kobra gehört zu den Rückbeugen. Wie alle Rückbeugen fördert sie die Beweglichkeit der Wirbelsäule und stärkt den Rücken.

HILFSMITTEL:	Keine
ANLEITUNG:	Kommen Sie in Bauchlage auf die Matte. Die Füße sind hüftbreit geöffnet.

Setzen Sie die Hände neben dem Brustkorb auf; die Fingerspitzen liegen unter den Schultern. Lassen Sie die Schultern weit nach hinten, unten und außen sinken. Die angewinkelten Arme liegen dicht am Körper und die Ellenbogen ziehen Richtung Füße. Rollen Sie das Steißbein Richtung Matte und das Schambein Richtung Bauchnabel. Strecken Sie die Beine weit nach hinten aus, ohne sie von der Matte zu heben.

Heben Sie einatmend das Brustbein und schieben Sie es weit nach vorne oben. Pressen Sie gleichzeitig die Oberseite der Füße fest auf die Matte. Der Kopf bleibt in Verlängerung des Nackens.

Achtung: Die Rückwärtsbeuge erfolgt aus der Brustwirbelsäule und nicht aus der Lendenwirbelsäule! Der untere Rücken bleibt lang und gerade!

DAUER:	5 bis 10 Atemzüge
MODIFIKATION:	Üben Sie die Kobra dynamisch, indem Sie Oberkörper und Kopf mit der Einatmung anheben und mit der Ausatmung absenken.

WIRKUNG:	Regt die Verdauung an, kräftigt die Rückenmuskulatur, vor allem die Muskulatur des oberen Rücken, verbessert das Bewusstsein für die richtige Ausrichtung der Schultern, erweitert den Brustraum, steigert Durchhaltevermögen und Selbstbewusstsein.
GEGENANZEIGE:	Akute Bandscheibenprobleme, akute Entzündungen im Bauchraum, in den Schultern oder der Brust, Schwangerschaft ab dem 5. Monat

Stellung des Kindes (Balasana)

Die Stellung des Kindes gehört zu den Entspannungsübungen, die länger gehalten werden. Sie ist eine intensiv regenerierende und harmonisierende Haltung, die sie jederzeit üben können.

HILFSMITTEL:	Kissen
ANLEITUNG:	Kommen Sie im Fersensitz auf die Matte; Knie und Füße sind hüftbreit geöffnet. Strecken Sie die Arme zunächst nach vorne aus und lassen Sie den Bauch langsam zwischen die Oberschenkel sinken. Legen Sie die Stirn auf die Matte. Führen Sie nun die Arme parallel zum Körper zurück auf die Matte. Die Handflächen zeigen nach oben. Atmen Sie tief und ruhig in Bauch und Rücken.
DAUER:	3 bis 5 Minuten
MODIFIKATIONEN:	• Legen Sie ein Kissen unter den Kopf.
	• Wenn Sie Probleme mit den Knien haben, rollen Sie ein Handtuch zusammen und legen sie es in die Kniekehlen zwischen Unter- und Oberschenkel.
	• Strecken Sie die Arme auf der Matte weit nach vorne, um die Rückseite des Körpers noch intensiver zu dehnen.
WIRKUNG:	Stärkt die Energiebahnen von Magen, Milz, Nieren und Blase, entspannt den ganzen Körper, vor allem die Organe des Bauchraums, dehnt den unteren Rücken und die Gesäßmuskulatur, beruhigt das Nervensystem, harmonisiert Körper und Geist.
GEGENANZEIGE:	Akute Entzündungen im Bauchraum, im unteren Rücken, im Hüftgelenk oder den Kniegelenken

Krokodil (Makarasana)
Das Krokodil gehört zu den Twists bzw. Drehhaltungen. Es stärkt die Verdauungsorgane und fördert die Durchblutung des Beckenbereichs. Außerdem ist es sehr heilsam bei Schmerzen im unteren Rücken.

HILFSMITTEL:	Keine
ANLEITUNG:	Kommen Sie in Rückenlage auf die Matte. Stellen Sie den rechten Fuß neben dem linken Knie auf. Das linke Bein ist gestreckt. Breiten Sie die Arme in Schulterhöhe aus und drehen Sie die Handflächen nach oben.
	Drücken Sie den rechten Fuß fest in die Matte, heben Sie das Becken an und rücken es zum rechten Mattenrand.
	Lassen Sie ausatmend das rechte gebeugte Bein langsam über das gestreckte linke Bein auf die Matte sinken. Der rechte Fuß liegt nun unterhalb des linken Knies neben dem linken Unterschenkel. Drehen Sie den Kopf zur rechten Seite. Dehnen Sie ausatmend die rechte Flanke, indem Sie das rechte Knie und die rechte Schulter Richtung Matte sinken lassen. Schieben Sie gleichzeitig die obere Beckenseite zum unteren Mattenrand. Achtung: Beide Schultern liegen auf der Matte und der untere Rücken bleibt lang (kein Hohlkreuz)!
DAUER:	15 bis 20 Atemzüge; wiederholen Sie dann das Krokodil zur anderen Seite.

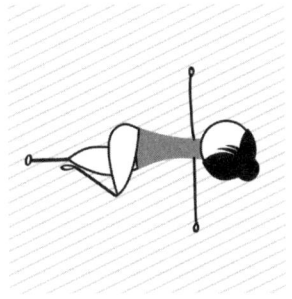

MODIFIKATIONEN: • Legen Sie die linke Hand auf das rechte Knie und drücken Sie es sanft Richtung Matte.

• Heben Sie beide Füße bis die Unterschenkel im 90°-Winkel zu den Oberschenkeln stehen und üben Sie dann das Krokodil dynamisch: Halten Sie dabei beide Beine dicht beieinander und lassen Sie sie ausatmend nach links nicht ganz bis auf die Matte sinken. Einatmend führen Sie die gebeugten Beine zurück zur Mitte und ausatmend zur rechten Seite. Die Arme sind seitlich in Schulterhöhe ausgestreckt. Achtung: Beide Schultern bleiben im Bodenkontakt! Wiederholen Sie die Übung 10-mal zu jeder Seite.

WIRKUNG: Reguliert und aktiviert die Verdauung, hilft bei Blähungen, mobilisiert das Becken, vor allem die Hüftgelenke, hilft gegen Rückenschmerzen, dehnt die Brustmuskulatur, entspannt Schultern und Nacken.

GEGENANZEIGE: Akute Bandscheibenprobleme, akute Entzündungen im Bauchraum

Winkelhaltung im Liegen (Supta Baddha Konasana)

Die Winkelhaltung im Liegen ist eine Entspannungshaltung, die länger gehalten werden kann. Sie gehört zu den Hüftöffnern und dehnt intensiv die Leisten.

HILFSMITTEL: 2 Blöcke, Decke

ANLEITUNG: Legen Sie sich in Rückenlage auf die Matte. Die Arme liegen seitlich neben dem Oberkörper; die Handflächen zeigen nach oben. Winkeln Sie die Beine so an, dass die Knie nach außen fallen und legen Sie die Fußsohlen aneinander. Ziehen Sie die Füße Richtung Becken. Unterstützen Sie die Knie auf jeder Seite mit einem Block.

Achtung: Der Rücken hat von oben bis unten Kontakt mit der Matte!

Atmen Sie tief und ruhig.

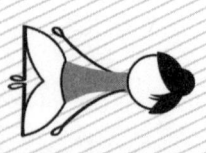

DAUER: 5 bis 10 Minuten

MODIFIKATION: Legen Sie eine zusammengerollte Decke der Länge nach mittig unter den Rücken, um auch den Brustraum zu dehnen.

WIRKUNG: Entspannt die Organe des Bauchraums, beruhigt das Nervensystem, entlastet Blase und Gebärmutter, dehnt die Beininnenseiten und die Leisten.

GEGENANZEIGE: Gebärmuttersenkung, akute Entzündungen im Bauchraum und im Hüftgelenk

Pranayama

Einleitung

Sie erinnern sich noch an Patanjali? Ich habe Patanjali kurz in der Einleitung angesprochen, weil sein achtgliedriger Yogapfad (Ashtanga = 8 Glieder), der auch als Raja Yoga (Raja = König, Herrscher), also als Königsweg, bezeichnet wird, ein zentrales Element der Yogaphilosophie bildet, die auch heute noch gelehrt wird. Keine Yogalehrerausbildung ohne die Auseinandersetzung mit Patanjalis Yoga Sutra, das im zweiten Kapitel den achtgliedrigen Weg zur Vollkommenheit näher beschreibt. Die einzelnen Glieder, auf die ich im Kapitel Yogaphilosophie näher eingehen werde, sind:

- Ethische Empfehlungen im Umgang mit anderen (Yama),
- Regeln der Selbstdisziplin (Niyama),
- Körperübungen (Asana),
- Atemkontrolle (Pranayama),
- Zurückziehen der Sinne (Pratyahara),
- Konzentration (Dharana),
- Meditation (Dhyana) und
- Einheitsbewusstsein (Samadhi).

Pranayama, das vierte Glied des Ashtanga Yoga, befasst sich mit der Kontrolle des Atems. „Prana" ist der Sanskritbegriff für die Lebensenergie, die in der Luft und der Atmosphäre enthalten ist und die wir über die Atmung aufnehmen; „ayama" kann mit strecken, ausdehnen und erweitern übersetzt werden und bedeutet im Zusammenhang mit Prana die Regulierung des Atems.

Warum ist es nun so wichtig, die Kunst des Atmens zu beherrschen? Aus der Sicht des Yoga erhält der Köper nur dann genügend Lebensenergie, Prana, wenn der Atem frei durch den Körper fließen kann. Bei den meisten Menschen jedoch verhindern Verspannungen und Blockaden, die sich durch Stress und Anspannung im Körper festgesetzt haben, die freie Zirkulation der Lebensenergie. Pranayama hilft, diese Blockaden zu lösen und den Körper wieder mit Energie aufzuladen. Pranayama kann als eine der ältesten Formen der

Atemtherapie bezeichnet werden, denn seine Ursprünge lassen sich schon in frühen yogischen Texten nachweisen.

Pranayama hat aber eine noch viel weiter reichende Funktion. Übung, also Weg, und gleichzeitig Ziel des Yoga ist es – wie in allen spirituellen Systemen – im Hier und Jetzt zu sein. Denn nur das Ausrichten auf die Gegenwart ermöglicht das Erleben des Zustands, der als Yoga bezeichnet wird, und zwar als Yoga im Sinne von Einssein und in Harmonie sein mit sich selbst und dem Universum. Eines der Haupthindernisse auf diesem Weg ist unser umtriebiger Geist, der uns von uns selbst entfernt und stets bereit ist, sich von widerstreitenden Gedanken und Gefühlen hin- und herzerren zu lassen. So heißt es gleich zu Beginn des ersten Yoga Sutra „Yoga ist das zur Ruhe bringen der Gedankenwellen im Geiste" (Yoga Sutra I.2) und einige Verse weiter schreibt Patanjali: „Schmerz, Verzweiflung, Unruhe und unregelmäßige Atmung sind die Symptome dieses verwirrten Geisteszustandes" (Yoga Sutra I.31).

Die Klarheit unseres Geisteszustands hängt also sehr von der Qualität unseres Atems ab und so lesen wir folgerichtig „Sie (die Klarheit des Geistes) kann auch durch Atemübungen mit Ausatmen und Anhalten erreicht werden" (Yoga Sutra I.34).

Wenn der Atem stockt

Dass der Atem eng mit unseren Emotionen und unserer Psyche verknüpft ist und Patanjali schon wusste, was medizinische Studien später bestätigten, kommt auch in Redewendungen wie „mir stockt der Atem" oder „es verschlägt mir den Atem" zum Ausdruck. Wenn Ihnen etwas „den Atem raubt", sind sicher tiefe Gefühle im Spiel, und wenn Sie von etwas „in Atem gehalten werden", geschieht meistens nicht nur körperlich, sondern auch auf der Gefühlsebene etwas mit Ihnen. Emotionale Zustände lassen sich daher auch physisch nachweisen: Angst führt beispielsweise zu einer flacheren und schnelleren Atmung und Erschrecken zum plötzlichen unwillkürlichen Einatmen und Luftanhalten.

Das Leben findet zwischen dem ersten und dem letzten Atemzug statt. Der Atem reagiert – meistens unbewusst – auf alles, was uns innerlich und äußerlich bewegt. Wie ein Mensch denkt, fühlt und handelt, spiegelt sich in seinem jeweiligen Atemmuster wieder.

Bewusstheitsübung

Setzen Sie sich aufrecht auf einen bequemen Stuhl, legen Sie die Hände locker in den Schoß und schließen Sie die Augen. Konzentrieren Sie sich nun vollständig auf Ihren Atemfluss, ohne die Ein- und Ausatmung zu steuern; beobachten Sie Ihren Atem einfach nur für eine Weile. Wie nehmen Sie Ihren Atem wahr? Wo geht er hin? Ist er flach oder eher tief? Wie hebt und senkt sich der Bauch? Wie fühlt sich der Atem in den Nasenlöchern an?

Nehmen Sie sich 5 bis 10 Minuten Zeit für eine kurze Atemmeditation: Bleiben Sie aufrecht mit geschlossenen Augen auf Ihrem Stuhl sitzen. Die Hände liegen locker im Schoß. Der Unterkiefer bleibt locker. Atmen Sie durch die Nase ein und aus. Konzentrieren Sie sich nun sanft und liebevoll darauf, wie der Atem kommt und geht. Schweifen Ihre Gedanken ab, dann führen Sie die Aufmerksamkeit einfach wieder auf das Ein- und Ausatmen zurück.

Sie sitzen immer noch auf Ihrem Stuhl und beginnen nun sich vorzustellen, wie Ihr Atmungssystem „funktioniert". Wer oder was atmet in Ihnen? Welche Organe und Muskeln sind an der Atmung beteiligt?

Unser Atem – mehr als nur Luft

Beim Atmen strömt die Luft über die Atemwege in den Körper. Zu unserem Atemsystem gehören die Nase, die Mundhöhle, der Kehlkopf, die Luftröhre und die Bronchien, deren Segmente in die Lunge münden. Wir können sowohl über den Mund also auch über die Nase einatmen, wobei die „normale" Atmung jedoch ausschließlich über die Nase erfolgen sollte, da bei der Nasenatmung die Atemluft gereinigt, angefeuchtet und erwärmt wird. Außerdem werden größere Fremdkörper durch die Nasenhaare im Bereich des Naseneingangs aufgehalten.

Anschließend strömt die Atemluft über den Rachen weiter zum Kehlkopf. Von hier aus gelangt sie über die sich verzweigende Luftröhre in die zwei Hauptbronchien, die in die beiden Lungenflügel übergehen und sich dort jeweils in zahlreiche Äste, die Bronchien (verschiedene Abteilungen der Luftwege) verzweigen, aus denen wiederum noch kleinere Bronchiolen (kleine „Röhren") entspringen. Um den Abtransport von Fremdkörpern zu gewährleisten, die mit der Atemluft aufgenommen werden, sind die Atemwege mit einem spezialisierten Gewebe ausgekleidet, das als respiratorisches (= die Atemwege betreffend) Flimmerepithel (Epithel = Gewebe) bezeichnet wird.

Am Ende der Atemwege befinden sich schließlich die Lungenbläschen (Alveolen), in denen der Gasaustausch zwischen Blut und Atemluft stattfindet: Sauerstoff wird in das Blut abgegeben und Kohlendioxid wird aus dem Blut an die Lunge zurückgegeben. Auf eine geschlossene Oberfläche verteilt, würden die Lungenbläschen eine Fläche von 100 qm bedecken. Durch dieses enorme Volumen wird es möglich, dass täglich 10.000 Liter Blut durch die Lunge fließen.

> **Wussten Sie schon, ...**
>
> ... dass die Oberfläche der menschlichen Lunge ungefähr der Größe eines Tennisplatzes entspricht?
>
> ... dass wir meistens vorwiegend durch ein Nasenloch atmen und nach einer gewissen Weile (in der Regel ein bis mehrere Stunden) zum anderen Nasenloch wechseln?
>
> ... dass beim Husten die Luft in den Lungen auf etwa 100 km/h beschleunigt wird?
>
> ... dass eingeatmete Luft 21 Prozent und ausgeatmete Luft 17 Prozent Sauerstoff enthält und daher die Mund-zu-Mund-Beatmung funktioniert?

Was den Atem bewegt

Unsere Atmung ist das Ergebnis einer koordinierten Muskeltätigkeit, die zum Heben und Senken des Brustkorbs und des Zwerchfells führt. Je nachdem, ob wir über den Bauch oder den Brustkorb atmen, sind verschiedene Muskeln mehr oder weniger an der Atmung beteiligt.

Der wichtigste Atemmuskel ist das Zwerchfell, bei dem es sich eigentlich weniger um einen wirklichen Muskel als um eine aus Muskelfasern und Sehnen bestehende Platte handelt, die ungefähr 3 bis 5 Millimeter dick ist und die Brust- von der Bauchhöhle trennt. Bei der Bauchatmung kann das Zwerchfell bis zu 80 Prozent der an der Einatmung beteiligten Muskelarbeit leisten.

In neutraler Atemposition am Ende der Ausatmung wölbt sich das Zwerchfell kuppelförmig in den Brustraum. Mit der Einatmung wird die Muskel-Sehnen-Platte durch Kontraktion nach unten gezogen und flacht sich dadurch deutlich ab, sodass es zu einer Vergrößerung des Brustkorbs kommt. Gleichzeitig entsteht durch die Bewegung des Zwerchfells ein Sog in der Lunge, der die Luft einströmen lässt.

Neben dem Zwerchfell sind noch die äußeren Zwischenrippenmuskeln und einige andere Muskeln an der Einatmung beteiligt. Die Atemhilfsmuskulatur, die an den knöchernen Strukturen des Brustkorbs fixiert ist, wird erst eingeschaltet, wenn es zu erhöhtem Sauerstoffbedarf bei intensiver Belastung kommt.

Bei der Ausatmung entspannt sich die Atemmuskulatur wieder und die Luft strömt durch den Überdruck durch die Atemwege hinaus. Auch die Ausatmung, die normalerweise passiv verläuft, kann durch den aktiven Einsatz der Atemhilfsmuskulatur – zum Beispiel der Bauchmuskeln und des breiten Rückenmuskels – forciert werden, wenn ein erhöhter Verbrauch signalisiert wird. Wird im Atemzentrum des Gehirns, das auf den Sauerstoff- bzw. Kohlendioxidgehalt des Blutes reagiert, ein vorgegebener Schwellenwert an Kohlendioxid überstiegen, setzt der Atemreiz ein.

Atmen – richtig und falsch

Obwohl wir den Atemreiz nur bedingt beeinflussen können, ist es möglich, falsch zu atmen. Etwa zwei Drittel der Menschen atmen ineffizient. Andauernder Stress und Ängste können zum Beispiel zu einer Atemfrequenz führen, die normalerweise nur in Flucht- oder Kampfsituationen angebracht ist. Wer jedoch häufig zu schnell oder zu oberflächlich im Brustkorb atmet, was für die meisten Menschen typisch ist, versorgt seinen Körper einerseits mit zu wenig Sauerstoff und andererseits wird zu wenig Kohlendioxid abgeatmet. Auf die Dauer gerät der Körper so in eine erschöpfende Mangelsituation. Mehr als 15 Atemzüge pro Minute werden von vielen Atemtherapeuten bereits als Stresssignal angesehen.

Und wer bei der Einatmung tief in den Mund atmet, hebt meistens die Schultern in Richtung der Ohren und hat dann eine völlig ineffiziente Schulter- oder Schlüsselbeinatmung. Auch durch lange sitzende Tätigkeiten in Verbindung mit mangelnder Bewegung wird der Brustkorb immer unbeweglicher, und es verringert sich die Fähigkeit, tief einzuatmen. Ständige Sauerstoffunterversorgung führt jedoch langfristig zu Verspannungen, Kopfweh, Kreislaufproblemen, rascher Ermüdung und Konzentrationsschwäche.

Die richtige Atemtechnik kann dagegen heilen und vor allem bei chronischen Erkrankungen wie Bronchitis, Lungenemphysem (Überblähung der Lungenbläschen), Verdauungsstörungen und Herz-Kreislauf-Erkrankungen Linderung verschaffen. Auch bei Depressionen und Ängsten verbessert sich das Gesamtbefinden der Betroffenen, wenn Sie lernen, richtig zu atmen. Je besser die Zellen nämlich mit Sauerstoff versorgt sind und je effektiver der Abtransport von Giftstoffen vollzogen wird, desto stärker und gesünder fühlen wir uns – sowohl körperlich als auch geistig. Gerade im stressgeplagten Alltag kann der richtige Atemrhythmus zu einer verbesserten Energieversorgung und widerstandsfähigeren Gesundheit führen.

Atem- und Herzrhythmus sind eng aneinander gekoppelt: Wenn wir schneller atmen, beschleunigt sich auch unser Herzschlag, weil der vermehrt eingeatmete Sauerstoff zu den Organen befördert werden muss. Langsamer atmen dagegen verlangsamt den Herzschlag. So erklärt sich auch die positive Wirkung bei Herz-Kreislauf-Patienten und bei Panikpatienten, die bereits in Ruhe einen zu hohen Puls haben, wenn sie die richtige Atemtechnik anwenden.

Genau hier setzt Pranayama an. Bei Pranayama geht es um verschiedene Formen der Atemlenkung: Der Atem wird zum Beispiel verlängert oder verkürzt, es wird schnaubend oder stoßweise geatmet oder der Atem wird ganz angehalten.

Werden die verschiedenen Übungen des Pranayama regelmäßig praktiziert, wird das Atemvolumen vergrößert und der Atem wird immer länger und feiner mit teilweise natürlichen und mühelosen Atempausen. Verschiedene medizinische Studien zeigen, dass regelmäßige Pranayama-Atmung zu positiven Effekten führt. So erhöht sich zum Beispiel durch die Kapalabhati-Atemtechnik (s. S. 130) der Sauerstoffgehalt im Blut, weil vermehrt Kohlendioxid abgeatmet wird. Weitere positive Effekte der verschiedenen Techniken können verringerter Sauerstoffbedarf sowie niedrigerer Puls und Blutdruck sein. Auch das vegetative Nervensystem, das wir nicht willkürlich steuern können, reagiert auf die Atemübungen mit einem gesteigerten Gefühl von Wachheit und Energetisierung bei gleichzeitiger Entspannung.

Die natürliche sowie die kontrollierte Atmung teilen sich in vier Phasen, und zwar in die Einatmung, die Pause danach, die Ausatmung und die Pause danach. Bei den verschiedenen Atemtechniken werden die Atempausen, die üblicherweise sehr kurz sind und die im Yoga Atemverhaltungen genannt werden, bewusst verlängert. Pranayama beinhaltet sehr wirkungsvolle Techniken. Seien Sie sich dessen immer bewusst und bleiben Sie achtsam bei der Ausführung. Die beste Zeit für die Pranayama-Praxis ist, nachdem Sie Ihre Asana-Praxis abgeschlossen haben, weil Körper und Geist dann entspannt sind. Gleichzeitig dient die Pranayama-Praxis als gute Vorbereitung für die Meditation. Nehmen Sie sich am Anfang 10 bis 15 Minuten Zeit für die Übungen, die Sie mit der Zeit beliebig ausdehnen können. Zu Beginn sowie nach den Übungen empfiehlt es sich, 2 bis 3 Minuten in der Totenstellung zu verharren.

Im folgenden stelle ich Ihnen einige Atemübungen vor, die Sie gut modifizieren können, indem Sie jeweils selbst die Zyklen und den Rhythmus der Ein- und Ausatmung sowie der Atemverhaltung bestimmen. Ziel der Übungen ist es – neben der Kräftigung der Atemmuskulatur – zum einen, den Atem ruhiger und gleichmäßiger fließen zu lassen und die Ausatmung zu vertiefen, sowie zum anderen, den Atem „in Schwung zu bringen", um die Sauerstoffversorgung und die Ausscheidung von Giftstoffen zu verbessern.

Wenn Sie sich für eine bestimmte Atemtechnik entschieden haben, beginnen Sie mit 10 bis 30 Atemzyklen, die Sie allmählich, je besser Sie mit der Praxis vertraut sind, auf 50 bis 100 Atemzyklen steigern.

Atemübungen

Vollständige Yoga-Atmung

Die Vollständige Yoga-Atmung (Bauch – Brust – Schultern) nutzt die gesamte Atemmuskulatur, erhöht den Energiespiegel und steigert die Konzentration.

ANLEITUNG: Legen Sie sich in Rückenlage auf eine bequeme Unterlage. Die Füße sind hüftweit geöffnet und die Hände liegen auf dem Bauch. Schließen Sie die Augen und atmen Sie durch die Nase tief in den Bauch ein. Spüren Sie, wie sich der Bauch unter Ihren Händen nach oben wölbt. Ziehen Sie den Atem langsam hoch in die Brust und spüren Sie, wie sich Ihr Brustkorb ausweitet. Zuletzt ziehen Sie den Atem weiter hoch bis unter die Schlüsselbeine.

Atmen Sie nun langsam durch die Nase aus, indem Sie zunächst sanft den Bauch einziehen und dann den restlichen Atem aus dem Brustkorb strömen lassen. Atmen Sie dann wieder tief in den Bauch ein usw.

Versuchen Sie am Anfang genau so lange auszuatmen wie Sie einatmen. Wenn Sie etwas geübter sind, können Sie doppelt so lange ausatmen wie Sie einatmen.

DAUER: Fahren Sie so lange fort, wie es Ihnen gut tut.

WIRKUNG: Harmonisiert und beruhigt Körper und Geist, hilft gegen Burnout, vertieft die Atmung, öffnet den Brustraum, bringt neue Energie und Kraft.

GEGENANZEIGE: Akute Bauchschmerzen

Reinigende Atmung (Kapalabhati)

Diese Atemtechnik bringt den Atem in Schwung, reinigt die Atemwege und scheidet Giftstoffe aus. Sie vergrößert die Lungenkapazität und stimuliert den Blutkreislauf.

ANLEITUNG: Kommen Sie in einen aufrechten und bequemen Sitz und schließen Sie die Augen. Die Hände liegen locker auf den Oberschenkeln. Achten Sie darauf, dass die Wirbelsäule gestreckt ist, der Nacken lang und das Kinn parallel zum Boden.

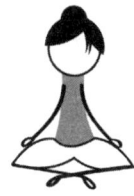

Schließen Sie die Augen und atmen Sie vollständig aus. Atmen Sie passiv durch die Nase in den Bauch ein, bis die Lungen zu 75 Prozent gefüllt sind. Spannen Sie dann beim Ausatmen die Bauchdecke an, sodass der Atem hörbar durch die Nase herausgepresst wird. Atmen Sie 20- bis 30-mal schnell und rhythmisch ein und aus. Die Einatmung erfolgt passiv, die Ausatmung aktiv.

Machen Sie anschließend zwei tiefe Atemzüge und danach noch einen weiteren, bei dem Sie die Lungen wieder nur bis zu 75 Prozent füllen. Halten Sie dann die Luft so lange an, wie es für Sie bequem ist. Atmen Sie aus und beginnen Sie mit der zweiten Runde.

Beenden Sie die reinigende Atmung, indem Sie zweimal tief ein- und ausatmen.

DAUER: 3 bis 5 Runden

WIRKUNG: Verbessert die Aufnahme von Sauerstoff, aktiviert intensiv den Stoffwechsel, wirkt erwärmend auf Körper und Geist.

GEGENANZEIGE: Psychische Probleme

Wechselatmung (Nadi Shodana)

Die Wechselatmung gleicht die Gehirnhälften aus und harmonisiert das Nervensystem.

ANLEITUNG: Kommen Sie in einen aufrechten und bequemen Sitz und schließen Sie die Augen. Achten Sie darauf, dass die Wirbelsäule gestreckt ist, der Nacken lang und das Kinn parallel zum Boden. Beugen Sie Zeige- und Mittelfinger der rechten Hand nach innen und atmen Sie tief aus.

Schließen Sie das rechte Nasenloch mit dem Daumen und atmen Sie links ein. Schließen Sie dann das linke Nasenloch mit dem Ringfinger und halten Sie kurz den Atem an. Atmen Sie danach rechts aus und halten wieder kurz den Atem an. Atmen Sie nun rechts ein, schließen das rechte Nasenloch mit dem Daumen und atmen links aus. Fahren Sie fort und machen Sie nach jedem Einatmen und Ausatmen eine kurze Atempause.

Beenden Sie die Atemübung, indem Sie links ausatmen.

DAUER: 5 bis 10 Runden

WIRKUNG: Beruhigt und regeneriert Körper und Geist, wirkt kühlend auf Körper und Geist.

GEGENANZEIGE: Sehr niedriger Blutdruck, Erschöpfungszustände

Ozeanatmung (Ujjayi)

Die Ozeanatmung wird auch die siegreiche Atmung (Ujjayi = siegen) genannt und kann vor allem während der Yogaübungen, aber auch im Alltag praktiziert werden, wenn Sie gereizt und aufgeregt sind. Sie beruhigt und harmonisiert Körper und Geist und verbessert den Atemfluss.

ANLEITUNG: Kommen Sie in einen aufrechten und bequemen Sitz und legen Sie die Hände in den Schoß oder locker auf den Oberschenkeln ab. Schließen Sie die Augen. Achten Sie darauf, dass die Wirbelsäule gestreckt ist, der Nacken lang und das Kinn parallel zum Boden.

Flüstern Sie einige Worte, um so automatisch die Stimmritze in der Kehle zu verengen. Atmen Sie nun durch die verengte Stimmritze ein und aus und erzeugen Sie dabei einen Reibelaut, der an das Rauschen eines Ozeans erinnert. Achtung: Übertreiben Sie nicht – der Reibelaut soll fast lautlos sein.

Atmen Sie mit geschlossenem Mund weiter mit dem Reibelaut; dabei entsteht das Gefühl, dass Sie mit der Kehle statt durch die Nase atmen.

DAUER: Fahren Sie so lange fort, wie es Ihnen gut tut.

WIRKUNG: Verbessert den Atemfluss und vertieft die Atmung, öffnet die Atemwege, hilft bei Asthma, wirkt ausgleichend auf das vegetative Nervensystem.

GEGENANZEIGE: Stimmband- oder Kehlkopfentzündung

Meditation

Einleitung

Wie sollte es anders sein – Meditation und Yoga gehören zusammen! Daher finden wir auch in Patanjalis Yoga Sutra in den Gliedern sechs und sieben die Grundprinzipien der yogischen Meditation: Konzentration und vollständiges Loslassen (s. Kapitel Yogaphilosophie). Patanjali beschreibt, warum Meditation für uns, die wir entweder energisch den Yogaweg beschreiten oder einfach nur mehr geistige Entspannung in unser Leben bringen wollen, so wichtig ist. Denn die Ursache des menschlichen Leids ist – wie wir bereits gehört haben – in unserem Geisteszustand zu finden. Unser stets unruhiger Geist, der von Gedanken, Bedürfnissen und Gefühlen gelenkt und von Begierden, Neid und Hass getrieben wird, verhindert die tiefere Erkenntnis unserer wahren, göttlichen Natur.

Bereits mit der Ausführung der körperlichen Übungen gewinnen wir an Kraft und beruhigen auch unseren Geist, wenn wir uns während des Übens auf unseren Körper und unseren Atemfluss fokussieren. Die Meditationspraxis intensiviert diesen Prozess des „Ausstiegs" aus dem Alltagsbewusstsein, weil sie die unruhigen „Wellen", die unseren Geist normalerweise bewegen, glättet und wir dann buchstäblich unter die Oberfläche unseres Denkens und Handelns schauen können.

Der Begriff Meditation kommt aus dem Lateinischen und bedeutet nachsinnen, sich versenken. Wenn wir uns regelmäßig in uns selbst versenken, öffnen wir eine Tür zu einer tieferen Bewusstheit, in der sich uns neue Räume erschließen. So erfahren wir mit der Zeit, dass unser vordergründiges Ego-Bewusstsein keine wirkliche Substanz hat. Wir werden ruhiger, gelassener und unser Selbstwertgefühl verändert sich, weil wir erkennen, dass wir mehr sind als unsere konditionierten Denkweisen und Verhaltensmuster. Indem wir unsere geistigen Strukturen und Prozesse während des Meditierens beobachten, erschließt sich uns wie wir „ticken". Mit etwas Geduld und Ausdauer können wir dann lernen, die negativen Muster durch positive zu ersetzen.

Die geistigen Voraussetzungen

Das Gehirn des Menschen ist sein komplexestes Organ. Obwohl es mit durchschnittlich 1.400 Gramm – abhängig von Geschlecht und Körpergröße – eher ein Leichtgewicht ist, steuert es nicht nur fast alle lebenswichtigen Körperfunktionen, sondern ermöglicht uns zu denken, zu fühlen und vieles mehr. Dazu müssen Milliarden von Gehirnnervenzellen (Neuronen) ständig über elektrische Impulse miteinander kommunizieren. Auch wenn die meisten dieser Prozesse autonom ohne unser Zutun ablaufen, haben wir dennoch wie bei jedem Organ einen Einfluss auf seine Leistungsfähigkeit und seine Funktionsweise. Das Gehirn ist – ebenso wie der Mensch als System insgesamt – der Evolution unterworfen; doch offensichtlich hat es sich an unser heutiges Leben noch nicht optimal angepasst. Daher sollten wir lernen, unser Gehirn zumindest in dem Rahmen zu beherrschen, in dem es uns möglich ist, und uns nicht umgekehrt völlig von ihm beherrschen lassen – auch, wenn wir gleichzeitig dankbar sein sollten, wenn uns „der Herr genug Hirn vom Himmel geworfen hat."

> **Wussten Sie, dass Schmerz häufig der Ruf des Körpers nach Zuwendung ist?**
>
> Ergebnisse der Meditationsforschung werfen ein neues Licht auf schmerzhafte Erkrankungen. Oft unterdrücken wir unsere Schmerzen, weil sie uns daran hindern zu funktionieren. Dadurch werden sie aber nicht weniger, sondern im Gegenteil, die Schmerzen verstärken sich, weil sich unser ganzer Körper verhärtet. Wenn wir dagegen in der Meditation lernen, unseren Körper intensiver zu spüren, erfährt er die Aufmerksamkeit, die ihm fehlt und die Schmerzen werden erträglicher.

Meditation ist ein Überbegriff für zahlreiche und ganz unterschiedliche Meditationstechniken, denen insgesamt viele positive Wirkungen zugeschrieben werden. Verschiedene Studien zeigen, dass Meditation:
- die eigene Wahrnehmung verfeinert,
- die Verarbeitung von Gefühlen verändert,
- dazu führt, dass Meditierende weniger Schmerzen empfinden als Nichtmeditierende,

- das Mitgefühl trainiert,
- die Hirnalterung verlangsamt,
- die Leistungsfähigkeit des Gehirns verbessert,
- Aufmerksamkeit und Konzentration steigert,
- Stress reduziert,
- die Selbstheilungskräfte aktiviert,
- bei der Prävention von Alzheimer hilft,
- chronisch Kranken und Krebspatienten Linderung ihrer Beschwerden verschafft.

Handelt es sich bei Meditation also um das erste natürliche „Breitbandantibiotikum"? Wohl kaum! Viele dieser Wirkungen wurden jedoch auf der physiologischen Ebene nachgewiesen: Unser Gehirn verändert sich tatsächlich und im Kernspin sichtbar bereits nach acht Wochen mit täglich 45 Minuten Meditationspraxis. Doch auch wenn Ihre tägliche Übungspraxis kürzer ist, können Sie Erstaunliches bewirken, denn schon 10 bis 15 Minuten verhelfen zu mehr Ruhe und innerem Gleichgewicht!

Die Praxis

In allen Meditationstechniken steht im Vordergrund die Konzentration auf Gedanken, Gefühle und Körperempfindungen, die wir zwar ganz bewusst wahrnehmen, aber nicht bewerten und sofort wieder loslassen wollen. Und darin besteht übrigens der Unterschied zum Pranayama, bei dem wir durch bestimmte Atemtechniken „nur" bewusst unseren Zustand in Richtung Entspannung verändern wollen.

Alle Kulturen, Religionen und spirituelle Richtungen haben verschiedene Meditationstechniken entwickelt. Die grundlegende Meditation ist jedoch die Beobachtung des Atems. Die folgenden Meditationsübungen können sowohl von Anfängern als auch von Geübten praktiziert werden und sind mit keinem konkreten religiösen oder spirituellen Kontext verbunden.

Bitte beachten Sie folgende praktischen Hinweise, bevor Sie mit der Meditation beginnen:
- Versuchen Sie regelmäßig zur gleichen Zeit – am besten am frühen Morgen oder frühen Abend – und am gleichen Ort zu üben, damit sich Ihr Geist schneller an die Praxis gewöhnen kann.
- Setzen Sie sich in bequemer Kleidung mit aufgerichteter Wirbelsäule entweder auf ein Meditationskissen, dabei sind die

Beine gekreuzt, oder auf eine Meditationsbank oder – wenn beides für Sie nicht möglich ist – auf einen Stuhl.
- Beginnen Sie mit einer Praxis von 10 Minuten und steigern Sie sich langsam gemäß Ihrem eigenen Empfinden.

Meditation auf den Atem

ANLEITUNG: Suchen Sie sich einen Ort, an dem Sie für einige Zeit ungestört sind. Setzen Sie sich aufrecht hin, schließen Sie die Augen. Nehmen Sie zuerst Ihren Körper wahr und richten Sie dann Ihren Fokus auf Ihren Atem ohne ihn zu beeinflussen.

Nehmen Sie wahr, wie die Atmung durch Ihre Nase ein- und ausströmt. Bleiben Sie die ganze Zeit mit Ihrer Aufmerksamkeit bei der Atmung. Sollten Sie mit Ihren Gedanken abschweifen, dann holen Sie sich sanft zurück. Machen Sie Ihren Atem zu einem Anker für Ihre Gedanken.

DAUER: Bleiben Sie nach Möglichkeit 10 bis 20 Minuten ganz bei der Atmung. Lösen Sie danach Ihre Aufmerksamkeit wieder von der Atmung und nehmen Sie abschließend den Körper noch einmal vollständig von innen heraus wahr.

WIRKUNG: Wenn Sie beginnen, mit Ihrem Atem zu meditieren, werden Sie erkennen, wie wertvoll er ist, um Ihren Geist zur Ruhe zu bringen. Vielleicht erkennen Sie auf diese Art und Weise, dass permanent allerlei Gedanken, Fantasien und Gefühle in Ihnen aufsteigen. Kontinuierlich denken Sie und sind wahrscheinlich – wie die meisten – mit Ihren Gedanken in der Vergangenheit oder in der Zukunft. Dabei trauern Sie vielleicht Situationen nach oder ärgern sich über verpasste Gelegenheiten. Oder Sie schmieden Pläne und überlegen sich zukünftige Aktivitäten. Vielleicht merken Sie zum ersten Mal, wie die Aufmerksamkeit für den gegenwärtigen Moment immer wieder verloren geht.

Meditation: Zum Inneren Beobachter werden

ANLEITUNG: Suchen Sie sich einen Ort, an dem Sie nicht gestört werden. Nehmen Sie eine aufrechte Sitzhaltung ein und konzentrieren Sie sich auf Ihre Atmung. Wenn nach einiger Zeit Gedanken auftauchen, dann nehmen Sie Ihnen gegenüber bewusst die Rolle des neutralen Beobachters ein, ohne sich mit ihnen zu identifizieren oder sich in Geschichten verwickeln zu lassen. Betrachten Sie all Ihre Gedanken aus einer wertfreien Perspektive. Fragen Sie sich immer wieder: Wer nimmt diese Gedanken wahr?

DAUER: Bleiben Sie 10 bis 20 Minuten in der Rolle des Beobachters.

WIRKUNG: Mit der Zeit werden Sie erkennen, dass es noch etwas gibt, das neben ihrem „Ich" existiert. Dies ist das Gewahrsein, das alles wertfrei wahrnimmt und das auch gerne als der Innere Beobachter bezeichnet wird, der einen distanzierten Blick auf das „Ich" werfen kann. Denn es ist das „Ich", was uns und unsere Handlungen, aber auch unsere Sicht auf die Welt färbt. Versuchen Sie doch einmal, sich vorzustellen, dass es neben Ihrem Ich noch etwas anderes gibt. Etwas, das weiß! Versuchen Sie – spielerisch – innerlich einen Schritt zurückzutreten und Ihre Gedanken, Gefühle und Körperempfindungen aus der Sicht des Inneren Beobachters wahrzunehmen. Wenn es Ihnen gelingt, dann werden Sie merken, dass Sie Ihre Gedanken zwar wahrnehmen, aber sich nicht mehr vollkommen mit Ihnen identifizieren müssen; Sie können sie dann viel eher und schneller ziehen lassen. Wahrscheinlich wird es Ihnen nicht von heute auf morgen gelingen, aber irgendwann werden Sie verstehen, was mit dieser Übung gemeint ist. Öffnen Sie sich einfach dafür, dass Sie einen neutralen, wohlwollenden inneren Beobachter in sich haben. Der Innere Beobachter wird Ihnen auch dabei helfen, ein tieferes Verständnis für sich selbst, die anderen und die Welt zu erhalten. Auch wenn es Ihnen manchmal nur für einen kurzen Moment gelingt, die Position des Inneren Beobachters einzunehmen, so kann ein solcher Augenblick der urteilsfreien Kenntnisnahme einer Situation oder eines Menschen einen kleinen friedlichen Freiraum in Ihrem Geist schaffen. In diesem können Sie neu und anders als gewohnt reagieren, zum Beispiel auf negative Gefühle wie Wut, Angst, Ärger, Zorn oder Eifersucht. Dadurch lassen sich alte Gewohnheiten und alte Konzepte durchbrechen. Ein solcher Moment kann dazu führen, dass Sie dann mit einem Menschen ein Problem in Ruhe besprechen, anstatt mit ihm zu streiten. Der Innere Beobachter kann Ihnen dabei helfen, zu unterscheiden, was tatsächliche passiert und welche Geschichten aus Ihren Gedanken entstehen.

Freuen Sie sich auf die Begegnung mit Ihrem Inneren Beobachter. Er wird Ihnen ein hilfreicher Begleiter auf Ihrem Weg zur Gelassenheit werden.

Meditation: Das honigsüße Lächeln

ANLEITUNG: Suchen Sie sich einen schönen Ort. Einen kleinen See, eine Wiese oder einen Platz, der Sie alleine schon durch seine Schönheit erfreut! Setzen Sie sich bequem hin.

Genießen Sie zunächst Ihre Umgebung und konzentrieren Sie sich auf das, was Sie mit Ihren Sinnen wahrnehmen. Sammeln Sie sich und kommen Sie an dem Ort, an dem Sie gerade sind, an, ohne mit Ihren Gedanken immer wieder ins Gestern oder Morgen abzuschweifen. Nehmen Sie Ihren Atem wahr, ohne ihn verändern zu wollen. Entspannen Sie sich; konzentrieren Sie sich auf den Atem, damit der Geist schneller zur Ruhe kommt. Stellen Sie sich nun vor, dass alles Schwere, Traurige und Negative durch Ihre Füße in den Boden sinkt und an der Stelle kleine Butterblumen wachsen werden.

Wenn Sie das Gefühl haben, dass Sie entspannt sind, stellen Sie sich eine Person vor, die Sie mögen und die Sie dann anlächeln. In Ihrer Vorstellung lächelt dieser Mensch zurück. Nehmen Sie dieses Lächeln mit jedem Ein- und Ausatmen ganz bewusst in sich auf. Sie werden spüren, wie sich Ihr Gesicht mehr und mehr entspannt.

DAUER: Halten Sie das Lächeln nun für mehrere Minuten. Ein Lächeln kann man sich durchaus angewöhnen. Je häufiger Sie diese Übung machen, desto eher werden Sie sich daran erinnern zu lächeln. Sie werden sehen, wie dies Ihre Einstellung zum Leben ändert.

WIRKUNG: Sie werden immer glücklicher und zufriedener werden!

Yogaphilosophie

Einleitung

Wir alle wünschen uns ein glückliches und erfülltes Leben! Während manche Menschen glauben, dass sie keinen Einfluss auf ihr Glück haben, sondern dem Schicksal ausgeliefert sind, verwechseln andere Glück und Erfüllung mit Statussymbolen. Ist Glück vielleicht „machbar"? Die Hirnfoschung geht davon aus, dass es möglich ist! Denn Gefühle – also auch Glücksgefühle – entstehen im Gehirn und die in jedem Menschen vorhandenen Anlagen, Glück zu empfinden, lassen sich trainieren und steigern so unsere Glücksfähigkeit. Aber ist das schon alles? Bedeutet ein glückliches und erfülltes Leben nicht mehr, als einfach nur „gute Gefühle" zu haben?

Folgen wir der yogischen Philosophie, werden wir tatsächlich eines Besseren belehrt. Für die Yogis entsteht wirkliches Glück nämlich nur dann, wenn wir unserem Leben den „richtigen" Sinn geben und es an grundlegenden ethischen Werten ausrichten. Nach yogischem Verständnis besteht der Sinn unseres Lebens in Selbsterkenntnis oder – anders formuliert – in der Erkenntnis unserer wahren Natur, die unsterblich ist und unter unserer oberflächlichen Ego-Existenz verborgen liegt. Und diese wahre Natur, unser höheres Selbst, können wir nur entdecken, wenn wir uns auf einen spirituellen Weg – wie zum Beispiel den Yogaweg – begeben. Der Yogaweg ist also immer ein „Tu-Weg", ein Weg des Handelns, denn Wissen als Selbstzweck ist bedeutungslos. Unser Erfolg hängt daher ganz wesentlich davon ab, dass wir unser Handeln an den richtigen ethischen Wertvorstellungen ausrichten.

Darin sind sich übrigens alle Religionen und spirituellen Systeme einig: Wir sind mehr als unsere äußere Persönlichkeit und finden unseren persönlichen Sinn nur, wenn wir uns sittlichen Verhaltensregeln unterwerfen.

Die Yogaphilosophie wurde über Jahrtausende zuerst mündlich und später schriftlich tradiert. Sie ist keineswegs ein einheitliches philosophisches System, sondern besteht aus verschiedenen Richtungen, die das Verhältnis Mensch und Kosmos zum Teil kontrovers beleuchten. Da Yogaphilosophie – anders als unsere westliche Philosophie – immer auch einen Übungsweg anbietet, der uns hilft, unsere Erkenntnisse in die Praxis umzusetzen, geben uns die jeweiligen Traditionen voneinander abweichende Empfehlungen.

Für mich persönlich spielt Patanjalis Yoga Sutra eine wichtige Rolle. Es zeigt auf, wie nützlich der Yoga im Alltag ist, und das möchte ich an Sie weiter geben. Dabei beschränke mich auf die Darstellung der grundlegenden Prinzipien aus dem Sutra.

Das Yoga Sutra des Patanjali

Wenn ich an anderen Stellen darauf hingewiesen habe, dass sich Yoga mit der Ursache des menschlichen Leids befasst, werden Sie sich vielleicht gefragt haben, welches Leid denn eigentlich gemeint ist. Schließlich wissen wir alle, dass das Leben kein „Ponyhof" und unsere Existenz im Grunde permanent bedroht ist: Vielleicht fällt uns ja doch ein Ziegelstein auf den Kopf, wenn wir das Haus verlassen!

Angst ist für viele von uns zu einem vertrauten Gefühl geworden, das wir nicht mehr in Frage stellen, das aber unsere Lebensqualität empfindlich beeinträchtigt, und zwar oft, ohne dass wir uns dessen bewusst sind. Dieser Angst, die im Grunde die Angst vor dem Tod ist, geht Patanjali in seinem Yoga Sutra auf den Grund.

Laut Patanjali resultiert die Angst – und damit das Leiden – aus der begrenzten Vorstellung unserer wahren Natur. Weil wir uns mit unseren Wünschen und Abneigungen identifizieren statt zu erkennen, dass wir ein Teil des großen Ganzen sind, entwickeln wir entweder die Angst, nicht zu bekommen, was wir wollen (den neuen Job, die Gehaltserhöhung, eine exklusive Reise), oder wir fürchten uns davor zu bekommen, was wir nicht wollen (den Verlust eines nahestehenden Menschen, den Crash an der Börse, die schwere Krankheit). Im Alltag zeigen sich diese Ängste oft nur sehr diffus. Wir spüren den ständigen Druck nicht mehr, den sie verursachen, wenn wir zum Beispiel befürchten, dass unser Chef unsere Arbeit kritisiert, dass die Gartenparty ins Wasser fällt, dass unsere Kinder eine schlechte Note schreiben usw.

Die Stukturen, die durch die Bewegungen des Geistes dieses Leiden auslösen, werden im Yoga als geistiges „Unkraut" (Kleshas) bezeichnet. Bei den fünf Kleshas, die Patanjali im zweiten Kapitel seines Yoga Sutra beschreibt, handelt es sich um:

- Die Unwissenheit im Sinne von Täuschung (Avidya), womit zum einen gemeint ist, dass wir unsere wahre Natur nicht erkennen, und zum anderen, dass wir unsere subjektiven Wahrnehmungen mit einer objektiven Realität verwechseln.
- Die Identifikation mit dem „Ich" oder „Ego" (Asmita), die sich als Selbstbezogenheit äußert.
- Wünsche und Begierden (Raga)
- Ablehnungen (Dvesha)
- Existenzielle Angst und Furcht (Abhinivesha)

Der Yoga verspricht uns, dass wir unsere geistigen Strukturen verändern und mit ihnen auch unser Leiden beenden können, wenn wir unsere mentalen Gewohnheiten erkennen. Unsere Denk- und Empfindungsweise verwandelt sich und das Leid weicht der Freude am Sein. Denn Angst ist nichts anderes als die negative Form der Lebensenergie, die transformiert wird, wenn wir sie durchschauen!

Aber wie gelingt uns das? Am besten, indem wir uns wieder an Patanjalis achtgliedrigem Yogapfad orientieren:

- die fünf ethischen Verhaltensregeln (Yama) im Umgang mit unserer Umwelt,
- die fünf Verhaltensregeln der Selbstdisziplin (Niyama),
- Körperübungen (Asana),
- Atemkontrolle (Pranayama),
- Zurückziehen der Sinne (Pratyahara),
- Konzentration (Dharana),
- Meditation (Dhyana) und
- Einheitsbewusstsein (Samadhi).

Ethische Verhaltensregeln (Yama)

Nachdem Sie bereits einige der acht Glieder kennen, stelle ich Ihnen jetzt den yogischen Verhaltenskodex vor, der über die Jahrhunderte nichts von seiner Bedeutung verloren hat. Im Gegenteil, wollen wir als Individuen und als Spezies nicht nur überleben, sondern uns eines friedvollen Miteinanders in einer intakten Umwelt erfreuen, sind wir geradezu gezwungen, unser Verhalten an diesen ethischen Prinzipien auszurichten – heute mehr denn je.

Gewaltlosigkeit (Ahimsa)

Gewaltlosigkeit ist für mich das Herzstück der yogischen Verhaltensregeln. Sie war das oberste Prinzip Mahatma Gandhis, der alleine mit gewaltfreiem Widerstand, zivilem Ungehorsam und Hungerstreiks das Ende der britischen Kolonialherrschaft in Indien herbeiführte. Aber Ahimsa bedeutet mehr als nur Verzicht auf den Einsatz von Waffen oder andere Formen körperlicher Gewalt. Gewaltlosigkeit bedeutet Achtsamkeit gegenüber allem Existierenden. Sie zeigt sich in unseren Gedanken, gegenüber uns selbst und in der Kommunikation mit anderen Menschen genauso wie im Umgang mit Gegenständen. Wieso im Umgang mit Gegenständen? Ist es nicht egal, ob ich meine Socken abends achtlos in die Ecke werfe? Nein, sagen die Yogis, denn in jedem Gegenstand – auch in Ihren Socken – verbirgt sich die Arbeitskraft eines Menschen, die gewürdigt werden sollte. Im Falle der Socken verdanken wir unsere warmen Füße darüber hinaus – sofern die Socken aus Schurwolle sind – auch einem Schaf, das seine Wolle sicherlich nicht freiwillig geopfert hat.

Wahrhaftigkeit (Satya)

Das Prinzip der Wahrhaftigkeit fordert uns auf, die Welt nicht durch den Filter unserer Ängste und Begierden zu betrachten. Wie oft geben wir Fehler nicht zu, urteilen über die Handlungen anderer Menschen, deren Beweggründe wir nicht kennen oder manipulieren die Wahrheit, damit wir besser dastehen? Wir nehmen unsere individuellen Wahrheitsverdrehungen vielfach nicht ernst, weil der Umgang mit der Wahrheit in unserer Gesellschaft allgemein nicht so genau genommen wird. Wie heißt es doch: „Der Fisch stinkt vom Kopf her!" Wahllügen zerstören unser Vertrauen in die Politik, aber ohne Vertrauen kann keine Gesellschaft dauerhaft funktionieren! Nur wenn wir bei uns selbst beginnen und auf unsere persönliche Integrität achten, schaffen wir die Basis für ein respektvolles Miteinander.

Nicht stehlen (Asteya)

Dieses Yama empfiehlt, sich nichts anzueignen, was einem nicht gehört. Diese Empfehlung ist jedoch nicht ganz so selbstverständlich, wie wir auf den ersten Blick meinen könnten. Denn hier geht es nicht nur um die Entwendung von materiellen Objekten, sondern auch um das Stehlen von Informationen, um Unterschlagung, Veruntreuung usw. Auch Gefühle wie Habgier und Neid gehören dazu, weil sie häufig „Vorstufen" des Diebstahls sind. Mal ganz ehrlich: Haben Sie nicht auch schon einmal als Souvenir aus einem Hotel bei der Abreise ein Stück Seife oder eine Bodylotion mitgenommen? Oder von Ihrem Arbeitsplatz eine private Email geschrieben? Wir alle sehen über diese scheinbaren Belanglosigkeiten hinweg, aber tut es uns gut?

Göttlicher Lebenswandel (Brahmacharya)

Obwohl Brahmacharya oft als sexuelle Enthaltsamkeit interpretiert wird, entspricht dies nicht seiner eigentlichen Bedeutung. Es geht hier vielmehr um sinnliches Maßhalten, um einen verantwortungsvollen Umgang mit den eigenen Trieben und darum, zu prüfen, ob die Befriedigung der eigenen Wünsche nicht auf Kosten anderer geschieht. Wie angemessen ist zum Beispiel unser Arbeits-, Ess- und Schlafverhalten? Durch unsere Sinne richten wir unsere Aufmerksamkeit auf äußere Objekte. Folgen wir dann unserem Verlangen, verlieren wir den Kontakt zu uns selbst und suchen Erfüllung, wo sie nicht zu finden ist. Daher ist es so wichtig, dass wir zu unterscheiden lernen, was wesentlich und was unwesentlich ist. Wenn dem Flirt mit der zwar äußerst attraktiven, aber verheirateten Kollegin ein Schäferstündchen folgt, kann der seelische Schaden, den am Ende alle Beteiligten nehmen können, oft größer sein als der kurze Moment der Freude.

Anspruchslosigkeit (Aparigraha)

Wann haben Sie das letzte Mal Ihren Schrank ausgemistet? Die Produktion all der Dinge, die wir ebenso kurzerhand kaufen wie wir sie wieder entsorgen, kostet menschliche und ökologische Ressourcen! Aparigraha meint also auf der materiellen Ebene den nachhaltigen Umgang mit Gütern. Auf der emotionalen Ebene fordert es uns auf, zu erkennen, wie sehr wir unser Selbstwertgefühl von unseren Besitztümern abhängig machen. Die psychologischen Hintergründe für unseren Konsumzwang hat Erich Fromm auf den Punkt gebracht: „Ich bin, was ich habe und was ich konsumiere". Die Yogis aber wussten schon vor hunderten von Jahren, dass nur innere Zufriedenheit die innere Leere ausfüllen kann.

Verhaltensregeln der Selbstdisziplin (Niyama)

Reinigung (Saucha)

Auch auf der körperlichen Ebene gehört zu Saucha mehr als nur die tägliche Dusche! Ein weiterer Aspekt ist, dass wir unseren Körper innerlich rein halten, indem wir ihn ausgewogen mit gesunder Vitalkost ernähren und genügend frisches Wasser trinken. Soll das etwa heißen, dass Sie jetzt nie wieder Ihre geliebten Pommes rot-weiß zu sich nehmen dürfen? Natürlich nicht! Aber Sie sollten sich bewusst dafür entscheiden und beobachten, wie Ihr Körper darauf reagiert. Überhaupt ist Bewusstheit die Voraussetzung für Unterscheidung! Nur, wenn wir das, was wir tun, bewusst tun, spüren wir die Wirkung auf unseren Körper und unseren Geist und können uns entscheiden, etwas zu tun oder zu unterlassen – und darum geht es! Wie fühlt es sich zum Beispiel an, wenn sie sich in einer unsauberen und unaufgeräumten Wohnung aufhalten? Über kurz oder lang werden Sie sich sicher unwohl fühlen und das Bedürfnis entwickeln, aufzuräumen und sauber zu machen. Nichts anderes geschieht in Ihrem Geist, wenn Sie beginnen wahrzunehmen, was Sie so den lieben langen Tag denken und welche Auswirkungen diese Gedanken auf Ihr Gefühlsleben haben. Bald sehnen Sie sich danach, auch in Ihrem Kopf aufzuräumen und wenn Sie damit beginnen, werden Sie feststellen, dass es Ihnen besser geht! Wenn Sie dann das nächste Mal zappend vor dem Fernseher sitzen, überlegen Sie sich genau, was Sie – im wahrsten Sinne des Wortes – aufnehmen wollen und was nicht!

Zufriedenheit (Santosha)

Die Befriedigung eines Wunsches gebiert den nächsten, soll Buddha sinngemäß gesagt haben. Obwohl wir uns im Westen in nie zuvor gekannter Weise unsere Wünsche erfüllen können, werden wir immer unzufriedener und psychisch immer kränker! Wir wissen es schon: Zufriedenheit erlangen wir nicht von den Objekten, die unsere Wünsche befriedigen! Die revolutionäre Erkenntnis ist, dass Zufriedenheit aus Dankbarkeit entsteht. Dankbarkeit für die Dinge, die wir bereits besitzen! Dazu gehören auch immaterielle Güter wie körperliche und geistige Gesundheit und Talente, die es uns ermöglichen, das Geld zu verdienen, mit dem wir unsere Wohnung, unser

Essen und unsere Kleidung finanzieren können. Ein anderes Stichwort ist Genügsamkeit: Wie viele Paar Schuhe besitzen Sie und wie viele Jeans hängen in Ihrem Kleiderschrank? Wenn Sie sich auf das Wesentliche konzentrieren und in der Gegenwart leben, werden Sie bald erkennen, dass Sie alles haben, was Sie zum Leben brauchen!

Selbstdisziplin (Tapas)

„Eigentlich wollte ich ja heute Yoga praktizieren, aber es ist jetzt schon nach 20 Uhr und gleich beginnt der Tatort; übe ich doch lieber morgen!" Kommen Ihnen diese Gedanken bekannt vor? Vielleicht nicht im Hinblick auf Yoga, aber gelegentlich müssen wir fast alle kämpfen, wenn wir uns Ziele ausgesucht haben, für die es eine große Ausdauer braucht! Dann benötigen wir Selbstdisziplin und Willensstärke, um am Ball zu bleiben. Selbstdisziplin bedeutet darüber hinaus, unterscheiden und ablehnen zu können, was meinem persönlichen Wachstum nicht förderlich ist. Veränderung beginnt im Kopf! Erst, wenn uns schädliche Verhaltensmuster bewusst geworden sind, können wir die Entschlusskraft entwickeln, diese Muster zu durchbrechen und uns neu zu orientieren. Wollen wir den Yogaweg ernsthaft gehen, kommen wir an Tapas nicht vorbei, denn nur regelmäßiges Üben macht den Meister!

Selbststudium (Svadhyaya)

Selbstreflexion führt zu Selbsterkenntnis und Selbsterkenntnis führt zu Bewusstheit! Wenn ich weiß, wie ich „ticke", kann ich auf mein Denken, Fühlen und Handeln Einfluss nehmen. Dafür muss ich mich selbst spüren und beobachten: Wodurch wird mein Geist abgelenkt, wann entsteht ein Bedürfnis, welche Gedanken verursachen Angst? Wenn wir die yogischen Schriften studieren, erhalten wir Anhaltspunkte, wonach wir suchen müssen, wenn wir unseren Geist erkennen wollen. Wenn wir zusätzlich regelmäßig meditieren, kommen wir uns nach und nach selbst auf die Schliche und können unsere negativen Gedanken und Gefühle langsam aber stetig transformieren. Wenn Sie sich nicht mit Meditation anfreunden können, dann beginnen Sie einfach damit, sich im Alltag immer wieder auf das Hier und Jetzt zu konzentrieren: Was tun Sie jetzt? Was denken Sie jetzt? Was fühlen Sie jetzt? Sie werden erstaunt sein, wie schnell Sie Ihre Konditionierungen erkennen, und den Wunsch entwickeln, Sie aufzulösen.

Hingabe zum Göttlichen (Ishvara Pranidhana)
Sie kennen gewiss die tiefe Ergriffenheit, die uns Menschen widerfährt, wenn wir einen großartigen Sonnenuntergang oder ein anderes spektakuläres Naturereignis erleben! In diesen Momenten fühlen wir uns der Schöpfung nahe, übersehen jedoch, dass wir selbst ein Teil von ihr sind. Der Yoga sieht das göttliche Prinzip in jedem Wesen und in allen Existenzformen. Wenn es uns gelingt, dass wir uns selbst mit allem verbunden fühlen, erkennen wir unsere wahre Natur. Alles ist eins mit allem – so könnte die zentrale Aussage des Yoga lauten. Ishvara Pranidhana fordert uns auf, dieses höhere Prinzip in unserem Inneren zu erfahren. Dabei bleibt es uns selbst überlassen, wie wir dieses Prinzip benennen wollen: Gott, Allah, Christusbewusstsein oder Buddhanatur. Der Name ist letztlich Schall und Rauch und dient nur dazu, das eigentlich Unfassbare halbwegs begreiflich zu machen. Was zählt, ist die Anerkennung des göttlichen Prinzips, und Glaube vermag bekanntlich Berge zu versetzen! Wenn Sie sich auf den Yogaweg machen, kann der Glaube langsam zu einer Überzeugung heranwachsen.

Ergänzendes zum achtgliedrigen Yogapfad

Hier noch eine kurze Darstellung der Glieder fünf (Pratyahara), sechs (Dharana) und acht (Samadhi) des Ashtanga Yoga:

Mit *Zurückziehen der Sinne (Pratyahara)* ist nicht die Vermeidung von Sinneseindrücken, sondern deren Disziplinierung gemeint. Wir sollen unsere Sinne zeitweise nach innen zurückziehen, damit wir ihnen nicht weiter ausgeliefert sind und wir uns von Gedanken, Gefühlen und Bedürfnissen lösen können. Haben wir unsere Sinne zur Ruhe gebracht, führen sie uns zu uns selbst. Der Rückzug der Sinne gilt als die Voraussetzung für die nächsten Glieder Konzentration und Meditation.

Für Patanjali ist *Konzentration (Dharana)* die Vorstufe der Meditation, in der wir unser Bewusstsein auf einen Punkt – ein Objekt oder eine Idee – richten sollen. Im Gegensatz zur Meditation ist Konzentration noch mit geistiger Anstrengung, nämlich der Fokussierung auf das Objekt verbunden, während Meditation – im Sinne Patanjalis – das ununterbrochene Fließen des Bewusstseins in Richtung des ihm präsentierten Objektes meint und zwar ohne jegliche geistige Aktivität. Schweift der Geist in der Konzentration noch immer wieder ab, so hält er in der Meditation kontinuierlich die Verbindung zum Objekt der Konzentration: Geist und Objekt fließen zusammen.

Einheitsbewusstsein (Samadhi) bezeichnet den höchsten Bewusstseinszustand, der im Yoga erreicht werden kann. Bevor wir Samadhi erreichen, sind wir auch im Zustand tiefster Meditation immer noch von der Dualität, dem Getrenntsein von Gott, geprägt. Erst wenn unser Geist absolut und dauerhaft zur Ruhe gekommen ist, kann sich unser individuelles Bewusstsein mit unserem höchsten Selbst vereinen und unser Alltags- bzw. Ego-Bewusstsein löst sich auf. Aber erst wenn dieses Ich-Bewusstsein nicht mehr zurückkehrt, finden wir wahre Erleuchtung und unser individuelles höheres Selbst vereinigt sich mit dem höchsten göttlichen Bewusstsein!

Wussten Sie, dass Physiker gerade dabei sind, unser Weltbild auf den Kopf zu stellen?

Seit kurzem gehen unsere Forscher davon aus, dass seit dem Urknall vor 14 Milliarden Jahren, der die Entstehung von Materie, Raum und Zeit begründete, fast alle Teile unseres gesamten Kosmos miteinander verbunden sind und miteinander kommunizieren. Diese Erkenntnis der modernen Physik bestätigt das yogische Urwissen, dass alles in einem ist und wir uns demnach in einem „universalen Dialog" befinden. Wie in einem großen Spinnennetz basiert unser Universum – so die Forschungsergebnisse – auf groß angelegten Strukturen, die Fäden ähneln, die am Ende einen Knoten aufweisen. Alle diese Knoten sind – unabhängig von Raum und Zeit – auf subtile Weise miteinander verknüpft. Auch wenn wir diesen Teil der Realität mental nicht erfassen können, intuitiv erschließt er sich uns doch. Nichts anderes beschrieben die Yogis bereits in ihren frühen Werken und gaben uns Werkzeuge an die Hand, wie wir diese Erfahrung vertiefen können.

Übrigens: Die spinnennetzartigen Strukturen unseres Kosmos weisen große Ähnlichkeit mit den neuronalen Strukturen des menschlichen Gehirns auf, sodass sich die Forscher die Frage stellen, ob das gesamte Universum demzufolge nichts anderes als ein gewaltiges Gehirn ist! Für den US-amerikanischen Physiker Professor Menas Kafatos gibt es hierfür nur eine logische Erklärung: „Weil unser Bewusstsein aus der Ganzheit hervorgegangen und ein Teil von ihr ist, ist es möglich zu folgern, dass im Kosmos Elemente eines Bewusstseins aktiv sind."

Wenn Sie vom Yoga nicht mehr erwarten als bessere Gesundheit und mehr Vitalität, dann ist das vollkommen in Ordnung! Und wenn ich doch Ihr Interesse geweckt habe, sich auch mit den weitergehenden Aspekten des Yoga auseinanderzusetzen, dann lassen Sie sich Zeit! Spüren Sie in sich hinein, was Sie berührt, und versuchen Sie immer nur so viel in Ihren Alltag zu integrieren, wie Sie Freude daran finden! Setzen Sie sich niemals unter Druck, denn im Yoga geht es ja gerade auch darum, unnötigen Stress zu vermeiden. Denken Sie daran: Ahmisa gilt auch für Sie selbst! Lernen Sie stattdessen, mehr und mehr zu unterscheiden, was Ihnen wirklich gut tut und was nicht, was wesentlich ist und was nicht. Aber verwechseln Sie nicht „gut" mit „bequem". Der gute Weg ist nicht immer der bequeme Weg! Eines kann ich Ihnen jedoch versichern: der gute Weg lohnt sich auf jeden Fall!

Petra Kotthoff

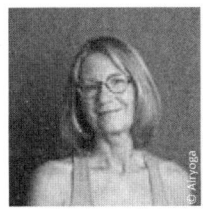

Die Yogalehrerin Petra Kotthoff, Jahrgang 1957, hat in München Politikwissenschaft, Soziologie und Psychologie studiert (M.A.) und praktiziert seit über 18 Jahren Yoga. Sie absolvierte ihre erste Yogalehrerausbildung im Sivananda Ashram in Reith bei Kitzbühel und die fortgeschrittene Yogalehrerausbildung bei Airyoga in München (500 Stunden Standard Yoga Alliance). Eine Yogatherapieausbildung sowie weitere Fortbildungskurse im Bereich Yoga-Anatomie folgten. In den vergangenen Jahren hat Petra Kotthoff die unterschiedlichsten Yogastile ausprobiert, doch ihre Liebe gilt dem klassischen Hatha Yoga mit detaillierter Anleitung für eine korrekte Ausrichtung. Da die Autorin bereits eigene gesundheitliche Probleme und Verletzungen mit Yoga heilen konnte, ist es ihr ein besonderes Anliegen, ihr Wissen um die Heilkraft des Yoga mit anderen zu teilen.

Danksagung

Mein Dank geht an Doris Iding, die mich bei der Entstehung des Buches begleitet hat und mir ermutigend und inspirierend zur Seite gestanden hat. Ich danke auch meiner Yogalehrerin Lilla Wuttich: Ihre Leidenschaft für die Anatomie hat nicht nur mein eigenes Körperbewusstsein vertieft, sondern auch meine Unterrichtspraxis bereichert. Monika Jünemann und dem Windpferd Verlag möchte ich für die Realisierung des Buches danken: Ohne sie wäre meine Idee nicht in die Welt gekommen! Ein weiterer Dank geht an die Illustratorin Jenny Jünemann, die meinem Buch mit ihren „Strichfrauen" nicht nur einen fröhlichen Anstrich gegeben hat, sondern meinen Leserinnen und Lesern auch ermöglicht, die Übungen präzise auszuführen!

Gekreuztes Syndrom

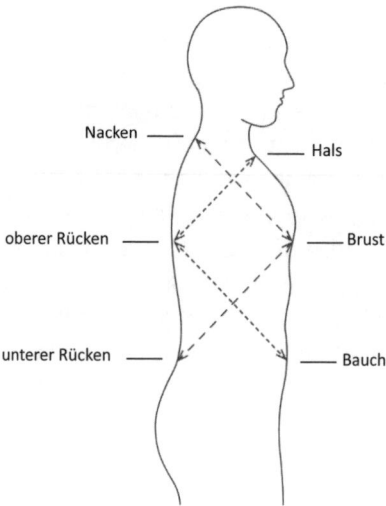

Muskeln neigen zur Verkürzung:
– Nacken
– Brust
– unterer Rücken

Muskeln neigen zur Abschwächung:
– Hals
– oberer Rücken
– Bauch

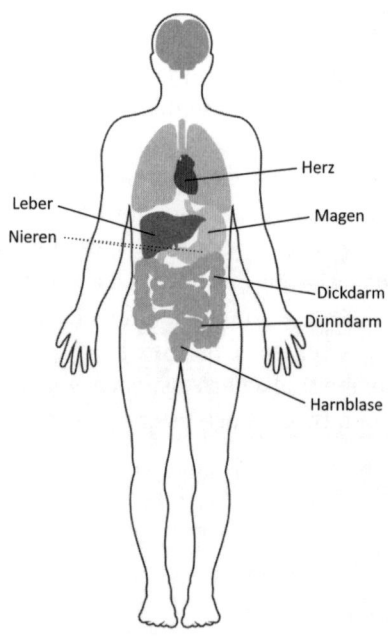

Die Wirbelsäule

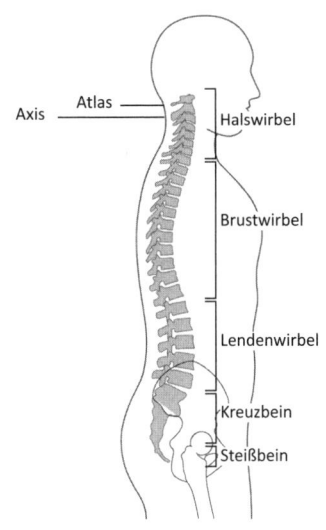

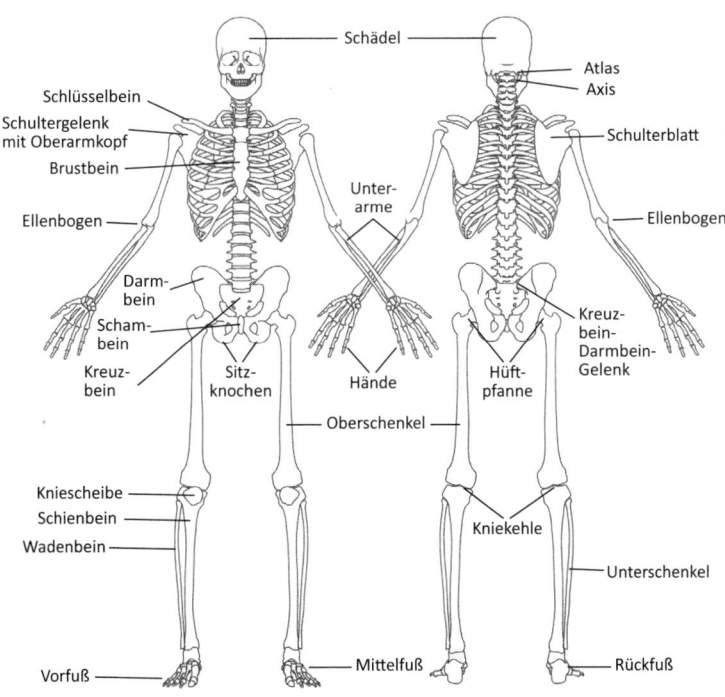

Übungsverzeichnis

Wirbelsäule und Rücken – Wie Sie mit einem schönen Rücken entzücken
Bewusstheitsübung 23
Übungssequenz Wirbelsäule
    Katze (Cakravakasana) 28
    Berghaltung (Tadasana) 29
    Stabhaltung (Dandasana) 31
    Katze mit Drehung (Cakravakasana mit Drehung) 32
Übungen im Alltag
    Richtig stehen 32
    Richtig sitzen 33

Becken und Hüften – Gesunde Hüften schwingen besser
Bewusstheitsübung 33
Übungssequenz Becken und Hüfte
    Taube (Eka-Pada-Kapotasana) 38
    Baum (Vrksasana) 39
    Krieger II (Virabhadrasana II) 40
Übungen im Alltag
    Richtig Treppen steigen 41

Schultern – So bleiben Sie stark und beweglich
Bewusstheitsübung 42
Übungssequenz Schultern
    Kamel (Ushtrasana) 45
    Tisch (Purvottanasana) 46
    Kuhgesicht (Gomukhasana) 47
Übungen im Alltag
    So achten Sie auf Ihre Schultern 48

Nacken und Hals – Machen Sie's den Schwänen nach
Bewusstheitsübung 49
Übungssequenz Nacken und Hals
    Drehsitz (Ardha Matsyendrasana) 52
    Schulterbrücke (Setu Bandhasana) 53
Übungen im Alltag
    Richtig den Kopf drehen 54

Arme und Hände – gut vorbereitet auch für schwere Lasten
Bewusstheitsübung 55
Übungssequenz Arme und Hände
    Nach unten schauender Hund (Adho Mukha Svanasana) 59
    Brett (Chaturanga Dandasana) 61
    Seitstütz (Vasisthasana) 62
Übungen im Alltag
    Richtig tragen 63

Knie – Lassen Sie sich nicht länger beugen
Bewusstheitsübung 64
Übungssequenz Knie
    Krieger I (Virabhadrasana I) 69
    Krieger III (Virabhadrasana III) 70
    Die kraftvolle Haltung (Utkatasana) 72
Übungen im Alltag
    Richtig bücken 73

Die Füße – Bleiben Sie standhaft
Bewusstheitsübung 74
Übungssequenz Füße
   Fersensitz I (Virasana I) 79
   Fersensitz II (Virasana II) 80
   Berghaltung auf dem Block (Tadasana auf dem Block) 81
Übungen im Alltag
   Richtig gehen 82

Das Herz – Motor für ein langes Leben
Bewusstheitsübung 84
Übungssequenz Herz
   Gestützter Schulterstand (Viparita Karani) 86
   Sonnengruß (Surya Namaskar) 87

Leber und Gallenblase – mit regelmäßiger Entgiftung zu mehr Energie
Bewusstheitsübung 90
Übungssequenz Leber und Galle
   Einseitige Vorbeuge (Janu Shirshasana) 93
   Boot (Navasana) 94
   Bananenstellung (Bananasana) 95
   Glückliches Baby (Ananda Balasana) 96

Milz – Daher kommt der Spleen
Bewusstheitsübung 97
Übungssequenz Milz
   Dreieck (Trikonasana) 99
   Pflug (Halasana) 101
   Totenstellung (Shavasana) 102

Nieren und Blase – Sammeln Sie keine Steine
Bewusstheitsübung 103
Übungssequenz Nieren und Blase
   Winkelhaltung im Sitzen (Baddha Konasana) 106
   Heuschrecke (Shalabasana) 107
   Sphinx (Sphinx) 108
   Knie zum Brustkorb (Apanasana) 109

Magen und Darm – Lassen Sie sich nicht reizen
Bewusstheitsübung 111
Übungssequenz Magen und Darm
   Vorbeuge im Sitzen (Paschimottanasana) 115
   Vorbeuge im Stehen (Uttanasana) 116
   Kobra (Bhujangasana) 117
   Stellung des Kindes (Balasana) 118
   Krokodil (Makarasana) 119
   Winkelhaltung im Liegen (Supta Baddha Konasana) 120

Unser Atem – mehr als nur Luft
Bewusstheitsübung 125
Atemübungen
   Vollständige Yoga-Atmung 130
   Reinigende Atmung (Kapalabhati) 130
   Wechselatmung (Nadi Shodana) 131
   Ozeanatmung (Ujjayi) 132

Meditation
Meditationstechniken
   Meditation auf den Atem 138
   Meditation: Zum Inneren Beobachter werden 139
   Meditation: Das honigsüße Lächeln 140

Literatur

Coulter, David: *Anatomie des Hatha Yoga*. Yoga Verlag, 2009

Francina, Suza: *Yoga kennt kein Alter. Ein Praxisbuch*. Patmos, 2005

Iyengar, B.K.S.: *Yoga. Der Weg zu Gesundheit und Harmonie*. Dorling Kindersley, 2008

Kobs, Alexander: *Die zehn Lebensempfehlungen des Yoga. Bewusst leben mit den Yamas und Niyamas*. Windpferd, 2012

Dr. Larsen, Christian/Larsen, Claudia/Hartelt, Oliver: *Körperhaltungen analysieren und verbessern*. look@yourself – work@yourself. Trias, 2008

Dr. Larsen, Christian/Wolff, Christiane/Hager-Forstenlechner, Eva: *Medical Yoga. Anatomisch richtig üben*. Trias, 2012

Dr. Larsen, Christian: *Gut zu Fuß ein Leben lang. Trainieren statt operieren: Die besten Übungen aus der Spiraldynamik*. Trias, 2014

Morency, Carole/Hervé-Cauchy, Francine: *Yoga für Senioren*. Naturaviva, 2014

Seehofer, Tanja/Iding, Doris: *Yin Yoga des Herzens. Geschmeidiger Körper. Offener Geist*. Windpferd, 2014

Schünke, Michael/Schulte, Erik/Wesker, Karl: *Allgemeine Anatomie und Bewegungssystem*. Prometheus. LernAtlas der Anatomie. Georg Thieme, 2011

Skuban, Ralph: *Patanjalis Yogasutra. Der Königsweg zu einem weisen Leben*. Arkana, 2011

Söder, Sonja/Hüsgen, Stefan/Schlösser, Peter: *WOYO Workout-Yoga. Das moderne Yoga-Training*. Copress, 2006

Swami Durgananda: *Yoga Sutren des Patanjali*. Mangalam Books, 2003

Tolle, Eckhart: *Leben im Jetzt. Lehren, Übungen und Meditationen aus „The Power of Now"*. Arkana, 2002

Trökes, Anna: *Die kleine Yoga Philosophie. Grundlagen und Übungspraxis verstehen*. O.W. Barth, 2013

Trökes, Anna/Dr. Grunert, Detlef: *Das Yoga Gesundheitsbuch*. Gräfe und Unzer, 2007

Ott, Ulrich: *Meditation für Skeptiker. Ein Neurowissenschaftler erklärt den Weg zum Selbst*. O.W. Barth, 2010

Wolz-Gottwald, Eckard: *Die Yoga-Sutras im Alltag leben. Die philosophische Praxis des Patanjali*. Via Nova, 2014

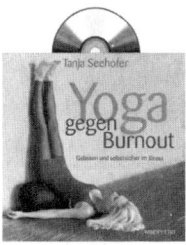

Tanja Seehofer
Yoga gegen Burnout
ISBN 978-3-86410-097-0

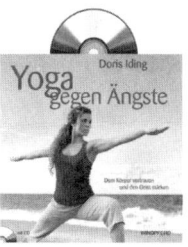

Doris Iding
Yoga gegen Ängste
ISBN 978-3-86410-079-6

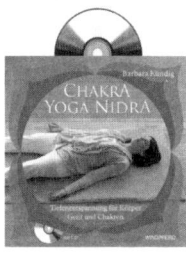

Barbara Kündig
Chakra Yoga Nidra
ISBN 978-3-86410-081-9

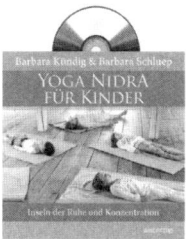

Barbara Kündig
Yoga Nidra für Kinder
ISBN 978-3-86410-098-7

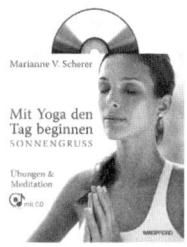

Marianne V. Scherer
Mit Yoga den Tag beginnen
ISBN 978-3-86410-003-1

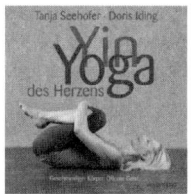

Tanja Seehofer · Doris Iding
Yin Yoga des Herzens
ISBN 978-3-86410-068-0

www.windpferd.de

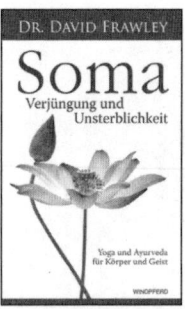
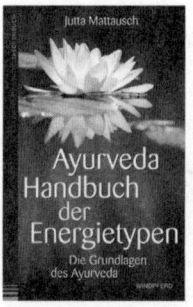

Dr. David Frawley
Soma – Verjüngung und Unsterblichkeit
ISBN 978-3-86410-023-9

Jutta Mattausch
Ayurveda Handbuch der Energietypen
ISBN 978-3-86410-075-8

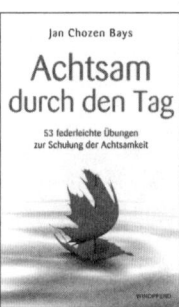
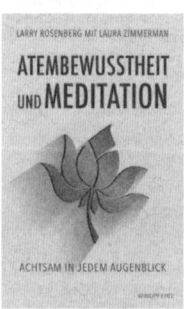

Jan Chozen Bays
Achtsam durch den Tag
ISBN 978-3-86410-024-6

Larry Rosenberg mit Laura Zimmerman
Atembewusstheit und Meditation
ISBN 978-3-86410-100-7

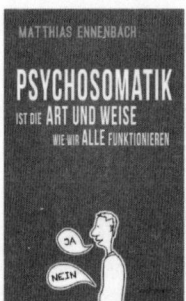
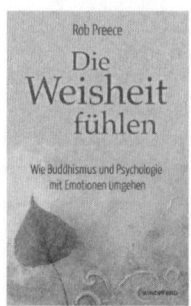

Matthias Ennenbach
Psychosomatik ist die Art und Weise ...
ISBN 978-3-86410-099-4

Rob Preece
Die Weisheit fühlen
ISBN 978-3-86410-102-1

www.windpferd.de